Layman's Biology for Foodies

The Scientific Quest for Lipid, Sugar, and Human Metabolic Diseases

帶著生物學
到．食．堂

招待吃貨們的科學餐

關於糖、脂肪、代謝疾病的流言與傳奇

王立銘 著

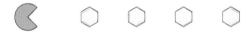

給我的兩個女兒，洛薇和洛菲。

等妳們長大，爸爸講書裡的故事給妳們聽。

序

　　從認識立銘到現在，一晃十年以上了。他也從一個對科研充滿好奇的大學生，成長為一位對科研有深刻理解的科學家、教授。我有幸觀察到了立銘這位科學家有趣的成長過程。

　　立銘 2005 年北大本科（大學）畢業。當時北京生命科學研究所（NIBS）剛剛籌建，大樓空空的沒幾個實驗室。立銘那一屆北大生科院的應屆畢業生有幾個被我拐騙來 NIBS 做畢業設計，給我們這個位於昌平荒涼郊區的新建單位增添不少活力與歡笑。這些學生中就有立銘和他未來的夫人沈玥。

　　立銘後來從 NIBS 到加州理工學院攻讀博士，剛好我兒子也在那裡上本科，我去看兒子時就和他們夫婦見面。立銘在那裡研究果蠅行為神經生物學，成績斐然。期間還被請回 NIBS 做學術報告，儼然是一位年輕科學家的樣子。

　　博士畢業後，立銘沒有走博士後到教授這條常規的路，而是直接到加州大學柏克萊分校做了獨立研究員，研究方向也轉成了能量代謝。以我個人經歷來講，博士後訓練是一個蛻變過程，從學習怎麼做科學研究的學生，到能夠從事原創科學發現的科學家，雖然這是一個辛苦甚至痛苦的階段，可說是孩子太小、老婆太吵、工資太少三條曲線最低點的交匯，我還是很難想像我可以一步跨過這個階段。立銘走這條路雖然我不認同，

但他能量代謝的研究方向卻和我博士後的研究有了交集。我博士後師從研究膽固醇代謝調節的大師，在此期間發現了和膽固醇代謝有關的獨特基因調節方式。

斗轉星移，去年一段時間我在「微信」（社交軟體）的「朋友圈」一滑，都是現在已是浙江大學教授的立銘寫的關於能量代謝與人類疾病的科普文章。包括我做醫生、不瞭解我和立銘關係的太太都向我推薦這些文章，說這位饒毅（北京大學教授、生物學家）的弟子，文字的風格也像師父，演繹科學史挺有意思的。我基本上只要看到就會馬上讀完並按讚。立銘在這些文章裡，用脂肪和糖代謝研究中的重大發現為脈絡，連結科學發現的內容和健康與疾病的關係，以講歷史故事的形式娓娓道來，引人入勝。我儘管對糖、脂肪，尤其是膽固醇代謝的研究並不陌生，但讀到如此美文，講述如此詳實的史實，還是有如飲醇酒，暢快淋漓的感覺。

文章開頭講瘦體素的發現。從遺傳性肥胖的小鼠用連體動物試驗發現其血液中控制體重的因子，到用「定位選殖」（positional cloning）的方法鑒定出缺失的瘦體素基因，故事環環相扣、有條不紊。講膽固醇代謝那篇有相當的篇幅就是講我當年做博士後期間發生的事。其中著墨甚深的一段故事，即由「金老頭」、「棕老頭」引導發現膽固醇代謝調節機理，並由此理論指導開發出降血脂的斯他汀類藥物，更是讓我彷彿重新經歷那段激動人心的日子。至於我們對布朗博士的暱稱「褐老頭」，而不是字面上正確翻譯的「棕老頭」，就不是立銘知

道的「內部」資訊了。另外，我為師姐霍布斯 PCSK9 研究捐血的事，看來立銘也沒有挖掘出來。不過也不能怪他，我只不過是幾百個對照樣本之一而已。

如今，立銘將這系列的文章整理成書真是一件好事，這本書會成為一本大眾瞭解與能量代謝相關疾病、通俗易懂的科普書，也會是正在學習這些內容的本科大學生和研究生良好的補充讀物，同時，更可以是提供講授這部分內容的生物教師很大幫助的參考書。

王曉東 美國科學院院士 中國科學院外籍院士

北京生命科學研究所所長

2016 年 5 月

前言

寫給有點畏懼科學的你們

中國人不再為肚子吃不飽而發愁才不過幾十年，健康的定義已經有了新的變化。

肥胖症、高血脂、糖尿病，這些本來陌生的醫學名詞，突然進入很多中國人的日常生活裡。

我們不得不開始艱難地改變自己於饑餓年代形成的頑固生活習慣，強迫自己少吃主食、少吃油膩、減少糖鹽攝入、控制飲食總量、增加運動。這一切顯然並不容易。有時候，為了能跟上醫生和各種「專家」的討論，或者僅僅是為了看懂自己的體檢報告，我們還不得不艱難地嘗試理解這些聽起來很生澀的名詞：身體質量指數（BMI）、體脂含量、膽固醇、空腹血糖、低密度脂蛋白、雙胍類（Metformin）、立普妥（Atorvastatin）……這一切顯然更不容易。

其實，這些年來在報紙上、網路上流傳各式各樣的減肥、降血糖、降血脂的「偏方」、「祕訣」、「小竅門」恰如其分地反映了中國人的集體焦慮：面對這些彷彿外星語言的生澀名詞，這些近乎顛覆傳統生活方式乃至價值觀的所謂健康生活習慣，我該相信什麼？我該怎麼辦？有沒有我聽得懂、記得住的

方法，能夠一勞永逸地解決困擾我健康的問題？因此並不令人吃驚的是，從三、四十年前到今天，各種充滿錯誤、有時甚至是誤導性的、但卻總是非常吸引人注意的醫療資訊，一路伴隨著幾代中國人的成長和衰老。只不過形式從最早的「祖傳祕方」、「老軍醫」和「電線桿小廣告」，與時俱進地過渡到某些看似正規的醫療機構、誇張不實的互聯網廣告和微信朋友圈裡廣泛流傳的業配文。每個人都或多或少都看過「常吃這幾種食物，保證遠離糖尿病」、「跟著這個方法學，不用吃藥擺脫高血脂」、「降糖藥／降脂藥背後的驚天騙局」這類的文字吧！

遺憾的是，至少到今天為止，科學家們和醫生們對困擾我們的代謝疾病並沒有得到什麼芝麻開門式的、通俗易記、一勞永逸而且費用低廉的解決方案。說到底，我們這副歷經億萬年進化而來的皮囊，本來是為食物匱乏、充滿天敵、複雜多變的自然環境準備的。可以毫不誇張地說，每一個帶著億萬年進化的印記、驕傲地走進現代社會的人類個體都是「吃貨」。我們的身體天生喜歡「多吃」，厭惡「多動」，它總是盡可能地為未知和危險的環境儲存應急能量。因此當「吃貨」的本能面對幾乎是一夜之間充滿貨架和冰箱的美味食品時，曾經幫助我們生存和繁衍的進化本能，卻無法避免超重和肥胖，以及隨之而來的高血脂和糖尿病。

因此，我寫了這本小書，想和你們講講我們身體裡脂肪和糖的祕密，和你們講講關於肥胖、高血脂、糖尿病的故事。我想試著把人類代謝疾病背後的科學故事梳理清楚：我們是怎樣

慢慢理解身體裡的脂肪到底有什麼作用，脂肪的微妙平衡是如何被身體小心翼翼地維持，而它為什麼又會像脫韁的野馬般失去控制，導致各種痛苦的疾病。最後，我們又如何利用這些科學發現，來理解疾病、開發藥物、保護我們的身體。需要特別說明的是，這不是一本關於疾病治療或健康管理的書。

在整本書裡，我小心翼翼地避免給出任何具體的建議，包括怎麼診斷、怎麼用藥、怎麼改善生活方式。這是瞭解每位患者具體病情的醫生才能做出的指導。你們看到的這本書，講的僅僅是疾病的科學：來自歷史上無數科學腦袋辛苦、傑出工作出來的成果，今天的我們才得以在生病後期待準確的診斷和治療。若沒有這些科學研究，我們只能繼續在黑暗中茫然地等待和祈禱。

這就是科學的意義，雖然這光榮的使命常常不為人知。在人類千百年的生活裡，科學向來都只有老老實實地待在它那個神祕而小眾的傳統領地裡。在古代世界，科學對於大多數還在為吃飽肚子發愁的大眾來說，不過是高高在上的貴族們閒暇之餘的高級娛樂，不會激起他們任何情感的漣漪。到了現代世界，當大多數人終於開始有點空閒和奢侈來考慮生活之上的問題時，科學又已經變得太強大、太先進，因此也太複雜了！在現今的科學疆域裡，一個物理學家和一個生物學家幾乎不可能順利地讓對方完全理解自己的研究方向，而要讓一個哪怕是受過大學理工教育的人看出「下視丘弓狀核和腹內側核之間神經胜肽 Y 神經元的環路連接」或者「利用 CPT 對稱原理調控原子基

態超精細能階躍遷頻率」，到底是在說什麼事情，也幾乎是不可能的任務。

科學並沒有停下前進的腳步，只是在當下人們的心目中，科學已經異化成一個複雜晦澀、難以駕馭、有點讓人心生恐懼的怪物。

但對於人類世界來說，已經被異化的科學從來沒有像今天這樣重要過！也許人類歷史上曾經遇到許多苦難和障礙，如水旱天災、農業病蟲害、公共衛生難題、冷兵器時代的戰爭等，即便沒有科學的幫助，也能夠被人類社會自身的彈性所征服和消化。但是現今人類面臨的許多問題，比如核武戰爭、工業污染、癌症、超級細菌和病毒，都極度依賴科學──而且是那些已經被異化的科學力量。就像上面說的「下視丘弓狀核……」和「CPT對稱原理……」，前者關係到人類的大腦如何精細地調節食慾，對於我們在吃飽肚子的後工業化社會抵抗代謝疾病的問題至關重要；後者則說明我們製造無比精密的原子鐘錶，從日常的道路導航到未來的星際遠航都依賴它。所以，不管對科學是畏懼、厭煩，還是保持懷疑，我們的未來都離不開它。

因此我想講一講科學的故事，希望能讓你們親身感受到科學的優美和力量。這種優美和力量對我們所有「吃貨」來說性命攸關、血肉相連。從這些故事裡你能看到，為什麼把兩隻老鼠的皮膚通過手術連接在一起，能幫助我們理解脂肪對胃口的調節機制；為什麼歷經數年辛苦研究找到的瘦體素基因，卻在萬眾期待下並沒有幫助我們解決肥胖的問題；身體裡的脂肪分

子是如何在血管中運來運去，甚至危險地堆積在血管中；而針對兩種極其罕見的遺傳疾病研究，又如何啟發和推動了高血脂病的治療希望；數千年來怎樣的上下求索，讓我們理解了糖尿病和胰島素的關聯；而看似風馬牛不相及的細菌和有毒牧草的研究，又如何指引我們開發出更多更好的糖尿病藥物。

如果你希望找到某種靈丹妙藥或是「祖傳祕方」，滿懷希冀地讀這本書，你很可能會失望。很多今日伴隨著我們日常生活的健康常識和神奇藥物，是歷經了漫長而曲折的過程，最終才走出黑暗，被人類的智慧照亮。科學不是阿拉丁神燈或者土地婆婆，它不能一蹴而就，無法點石成金，也做不到有求必應。

但正因為如此，我仍然滿懷希望。我希望，也許你能夠被書中的故事所吸引，在忙碌的生活空隙，

體會到一點點科學的美好；我希望，也許你能感受到一點點現代生物醫學史上那些天才人物的智慧，對支撐我們目前生活的科學有更多的敬意和親近；我還希望，這些曲折而振奮人心的科學發現，能夠讓你重新感受到一點久違的、對周圍世界和我們自身的好奇心，不管你健康或生病、幸福或悲傷，想到千百年以來，人類最智慧的頭腦在孜孜不倦地追尋疾病的祕密，為我們創造更健康的生活，你也許會獲得更多生活的勇氣。

王立銘

2016 年 7 月

目錄

Chapter 1

•

脂肪的祕密

＜ • • •

提到脂肪，你首先想到的是什麼？是超市冰櫃裡白花花的肥肉？是自己日漸豐腴的小肚腩？

是，也不是。我們身體裡有百分之十幾到二十幾的體重是白色脂肪組織。這些組織因為富含中性脂肪，肉眼看起來確實是白色的。這些白色的脂肪如果囤積過剩，確實會導致各種困擾現代人的疾病，因此也怨不得我們總覺得它難看又麻煩。（下頁圖 1-1）

但是我們的脂肪可絕不僅僅是讓人討厭、讓人體型走樣的贅肉而已！脂肪組織是我們身體最重要的能量儲存場所，為我們每個人的吃喝拉撒說笑跑跳提供能量，而也許更重要的是，看起來單調無趣的脂肪其實非常活躍地影響著我們身體功能的各個方面，從我們的胃口、我們的免疫功能、到我們的情緒和行為，就讓我們從這裡說起，重新認識自己的脂肪吧。

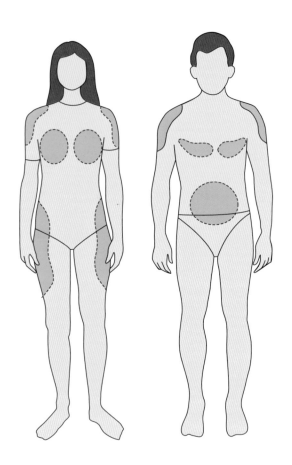

圖 1-1

身體脂肪分布示意圖，圖中藍色陰影是表示人體脂肪組織主要的堆積部位。一個有趣的現象是，不同性別的脂肪堆積部位有很大的差異，女性（左）傾向於堆積在臀部和大腿，而男性（右）則傾向於堆積在腹部，這也就是大家常說的「西洋梨型」和「蘋果型」身材，研究顯示，後者對於人體健康的危害要遠大於前者。

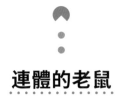

連體的老鼠

　　白色的脂肪組織為我們的身體儲存了大量的能量。而過剩的脂肪儲存不光影響我們的體型，還會導致各種讓人煩惱的疾病。在這一層人們對脂肪的刻板認知之下，我們身體裡的脂肪還有什麼別的用處嗎？

　　為了好好回答這個問題，就讓時光倒轉半個世紀，聊聊當年的兩隻「胖老鼠」。

　　那是 1960 年代的故事了。在今天人們的懷想裡，那是一個帶點恐懼和迷茫，但仍然充滿激情和奇蹟的年代，在鐵幕和核子戰爭的陰影裡，人類的每一步都走得如履薄冰、小心翼翼。在世界各地，年輕的人們或是穿著綠軍裝高舉紅寶書，或是彈著吉他喊著「Make love no war」（要做愛，不要戰爭）的口號，把他們的青春和熱情揮灑在人潮湧動的街口，那個年代的風雲人物，不管是馬丁・路德・金恩還是切・格瓦拉，不管是貓王還是披頭四，到今天都還是無數人的精神偶像。

　　但是如果再過一百年、一千年，乃至到了人類文明的終點回望，1960 年代將會真正永垂不朽的，大概還是人類科學技術

的新邊疆。由於兩個超級大國的太空競賽，人類開始蹣跚走出地球母親的溫暖懷抱。1961 年，蘇聯太空人尤裡‧加加林搭乘東方一號飛出地球大氣層，成為進入太空的第一個地球人。1969 年，人類更是第一次登陸月球，美國太空人尼爾‧阿姆斯壯（Neil Armstrong）在月球表面的發言——「這是個人的一小步，卻是人類的一大步。」（That's one small step for a man, one giant leap for mankind.）——儘管從老式的大型收音機裡聽來斷斷續續，卻還是讓萬千聽眾熱淚盈眶。

而始於 60 年代的另外一個科學突破，儘管沒有像征服太空或者登陸月球那樣成為所有目光的焦點，卻悄悄開啟了人類認識自身的新篇章。

讓我們的目光回轉到 1969 年夏天，美國緬因州的巴爾港，只有幾千居民的巴爾港是聞名世界的度假勝地，每到夏季，遊輪載著歐洲各地的遊客，像候鳥一樣前來，點綴著白浪點點的大西洋，沙灘上滿是騎著公路自行車，準備去釣龍蝦或是看海豹的旅行者。

而在「傑克遜實驗室」的研究大樓中，一間陰暗悶熱的實驗室裡，一個穿著白袍的中年人正忙著擺弄手裡兩隻胖嘟嘟的小黑老鼠。

他叫道格拉斯‧科曼（Douglas Coleman），一位加拿大電器維修工人的兒子。

1958 年，科曼從美國威斯康辛大學拿到生物化學專業的博

士學位，很快在傑克遜實驗室找到一份臨時性的研究工作。原本計畫在巴爾港待上兩三年就返回加拿大謀職的科曼愛上了這個地方，他把一生的科學事業都留在了這裡，還在這裡待到退休和去世。

　　傑克遜實驗室以龐大的小鼠遺傳資源聞名於世，從 1929 年建立時開始，傑克遜實驗室就致力於發展標準化的小鼠品系和突變體，並靠著向全世界科學家銷售他們自己培育的各種奇奇怪怪的小鼠獲得收入。在科曼入職工作前後，傑克遜實驗室的科學家們（科曼本人也參與其中）偶然間發現了兩種體型異常肥碩的黑色小老鼠，並給它們起名叫 ob（是肥胖的英文單字 obesity 的縮寫，下文簡稱「肥鼠」）和 db（是糖尿病英文單字 diabetes 的縮寫，下文簡稱「糖鼠」），兩種小鼠的體重可以長到普通老鼠的 3 倍大，長著尺寸驚人的贅肉，並且像人類肥胖症患者一樣，會出現各式各樣的健康問題，傑克遜實驗室的科學家們已經透過反覆的雜交實驗，確認了肥鼠和糖鼠的肥胖症狀是由兩個不同的基因突變導致的，兩種肥胖小鼠背後的罪魁禍首分別定位在小鼠的第 6 號和第 4 號染色體上，之後，就像傑克遜實驗室曾經培育出的大量小鼠品系那樣，肥鼠和糖鼠就被細心地培育並向全世界的同行出售，但老實說，似乎沒有多少科學同行對它們產生過興趣，更沒有多少人覺得這兩種胖老鼠能幫助人們理解人類的脂肪，理解人類肥胖症。

　　至於受到這樣冷淡待遇的原因，則有那麼一點點歷史性的意外，在當時，人們對於肥胖症的主流理解是，這是一種和大

腦功能有關的疾病：病人是因為大腦生了病，失去了對食慾的控制，才會不停地吃吃吃，然後發胖，換句話說，當時的科學家們普遍認為，胖子都長了一顆「吃貨」的大腦，不少嚴謹的科學實驗證明，大腦裡某些特定區域專門負責控制吃東西的多少，特別是我們以後將會講到的下視丘，也確實有實驗證明，切除下視丘的動物會暴飲暴食，導致肥胖，與此同時，就和今天許多人的誤解一樣，那時候的科學家們簡單地認為脂肪無非是身體用來儲存和堆積過剩能量的地方，脂肪和肥胖症看起來似乎有關聯，其實在生物學上卻是八竿子打不著的兩碼事：一個僅僅是單調無聊的能量儲備，一個關係到控制身心的大腦單元。研究小老鼠們的脂肪為什麼變多？聽起來就沒什麼意思啊。

　　但我們的科曼先生顯然並沒有這麼想，否則他就不用滿頭大汗地折騰這兩隻胖老鼠了，我們視野裡的他，正在做一個叫「連體老鼠」的實驗，簡單來說，就是通過外科手術，把兩隻小老鼠從肩膀到盆腔之間的皮膚連在一起，將兩者的血液循環連通，人為製造出類似於人類連體嬰兒的現象來，做完手術的老鼠看起來像圖 1-2 一樣。

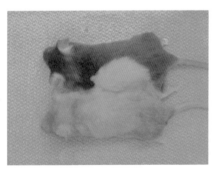

圖 1-2
連體老鼠實驗圖示。科學家可以通過精巧的手術，將兩隻老鼠的皮膚縫合在一起，然後連通兩隻老鼠的微血管循環。

連體老鼠實驗

這種看起來有點血腥殘忍的實驗，科學史上可謂功勳彪炳。其實，連體小鼠實驗可以用來研究小鼠血液循環系統中的各種物質到底有什麼樣的功能；一旦進入另一隻小鼠的體內，又是否能夠影響它的生存和健康。連體小鼠的科學貢獻除了我們故事裡講到的科曼先生的發現，特別值得一提的還有關於衰老的研究。在 1950 年代，人們就發現一隻年老的老鼠如果和一隻年輕的老鼠連體，就可以「返老還童」，壽命顯著增加，而且不管是毛髮的光澤還是身體的健康都明顯變好，這表示年輕老鼠的血液裡也許有一種（當然也可能是幾種）能夠延緩甚至是逆轉衰老的神奇物質，目前，尋找確認這種神奇物質的工作仍在進行之中，可以想像的是，這種物質如果真的被發現，將具有巨大的潛在臨床價值。

順帶一提，可能大家看到連體小鼠實驗的第一反應會是，連通兩隻小鼠的血管，會不會帶來異體排斥？的確，動物體內的免疫系統能夠識別外來的物質和細胞，並發動攻擊殺滅它們，這也是人體器官移植手術必須警惕的一大麻煩，所幸科曼不需要擔心這個問題：發達的小鼠遺傳學手段可以保證兩隻需要連體的小鼠具有近乎完全相同的遺傳背景，就像人類同卵雙胞胎一樣，不需要擔心異體排斥的問題。

連體老鼠的手術不容易做，它需要外科醫生般穩定的雙手，而且即便手術成功，也需要幾週的時間耐心照顧和餵養，在老鼠的傷口癒合後才能進行真正的實驗觀察。科曼也是花了相當一段時間，才從傑克遜實驗室的同事那裡學來了這門手藝，要知道，對一個習慣了擺弄瓶瓶罐罐的生物化學家來說，這門手藝可真的不容易學會。

科曼要做的是，把一隻肥胖的糖鼠和一隻體型正常的普通小老鼠做成連體，像圖 1-3 這樣。

儘管科曼先生肯定不會是個激進的動物福利主義者，但顯然他也沒有無聊折騰小動物的閒情逸致，他的連體動物實驗是為了回答一個縈繞在他腦海裡的問題：肥鼠和糖鼠之所以肥胖，是不是因為它們的血液裡缺

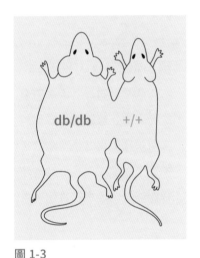

圖 1-3

一隻糖鼠（db）和一隻正常的老鼠（+）連體了，接下來會發生什麼呢？

了某種抑制肥胖的物質？這種未知物質也許可以抑制食慾，所以缺了它之後，糖鼠和肥鼠就會拚命進食；這種物質當然也許加速了能量消耗，所以缺了它之後，糖鼠和肥鼠就會整日懶洋洋躺著養肉，不過無論如何，如果這個物質真的存在，那麼把一隻正常小鼠的血液連進來（當然隨之而來的還有正常小鼠血

液裡那種未知的減肥物質），是不是就可以為肥鼠或者糖鼠減肥了？

手術看起來成功了，科曼站起身來長舒了一口氣，摘下手套擦擦額頭的汗水，接下來就看小老鼠們術後恢復的情況了。

但接下來的幾個月，兩隻老鼠的表現開始沒完沒了地折磨科曼先生，手術做得越來越乾淨漂亮，術後恢復期的糖鼠看起來也別無異狀，還是沒完沒了地找吃的，可是相連的那隻正常老鼠卻似乎從來都不可能從手術中恢復，它一直病懨懨的，食慾也非常差，儘管科曼悉心照料，連體的正常老鼠還是接二連三地在術後一兩個月的時間餓死，死的時候骨瘦如柴，慘不忍睹。

換句話說，實驗的結果和科曼最初的設想完全相反，糖鼠沒有減肥，反而是正常小鼠死掉了，這到底是為什麼？

直到這年冬天的某一刻，奇思妙想開始光顧他了，他開始有足夠的信心認定自己的手術本身絕對不會出什麼問題，那麼他看到的現象，不管再離奇，也必須有一個合理的生物學解釋。

自己原先的設想是，糖鼠因為缺了一種未知的減肥物質而發胖，一旦它從正常小鼠那裡獲得這種物質，就應該能夠減肥才對，而他看到的現象和自己的設想完全相反，糖鼠沒有減肥，反倒是正常老鼠給餓死了！那麼會不會自己的設想從根本上就錯了？反倒是糖鼠體內多了一種食慾抑制因子？這樣想，倒是可以解釋為什麼連體的正常老鼠餓死了：因為通過手術，它一

下子從連體的糖鼠獲得了太多的食慾抑制因子！

但好像還是不對……如果真的如此的話，糖鼠因為帶有大量的食慾抑制因子，不光不該胖，還該骨瘦如柴才對啊，除非……除非糖鼠失去了感知和回應這種食慾抑制因子的能力！如果這樣的話，再多的食慾抑制因子，也改變不了糖鼠的好胃口，而且事實上，基於在生物學中很常見的補償機制，糖鼠缺乏了這種感知能力，反而會讓身體源源不斷地製造出更多的這種食慾抑制因子，這種機制在我們的故事裡還會反覆地出現，說起來，有點像聽力不好的人會習慣性地大嗓門說話，也像丟三落四的學生上考場經常會半強迫性地多帶幾支筆。

好了，思維體操結束，科曼提出了一個新的、看起來很不錯的假設：動物的血液裡存在一種能夠有效抑制食慾的因子，糖鼠缺乏感知這種物質的能力，從而導致暴飲暴食和嚴重肥胖，而這種物質一旦大量進入正常老鼠體內，就會嚴重影響食慾，甚至讓老鼠活活餓死，同時，科曼還猜測，也許我們提到過的下視丘正是負責感知和響應這種物質的，這也許就可以解釋，為什麼切除下視丘會帶來暴飲暴食的症狀。

但糖鼠為什麼胖，又是怎麼胖的，和我們人類有什麼關係嗎？這時候我們就需要稍微轉一下思維方向了，科曼的假說反過來理解，意味著正常老鼠體內應該存在一種物質，能夠抑制食慾，進而將老鼠的能量攝入和脂肪儲存控制在一個合理的範圍內，鑒於小老鼠和人類在諸多方面的相似性，這個假說「稍微」延伸一下，就指向了一個每個人可能都會關心的問題：我

們人體內是否存在這種抑制食慾、維持體型的物質？它是什麼？把它做成藥片，能夠幫助我們更好地維持身體的形態和健康嗎？

帶著可能發現新世界的激動心情，科曼又開始繼續他的連體老鼠實驗。

折磨完了糖鼠之後，他立刻開始用肥胖程度不遑多讓的肥鼠來做連體實驗，科曼開始的想法是，既然這兩種胖老鼠看起來如此相像，肥鼠和正常老鼠的連體實驗可能也會得到類似於糖鼠和正常老鼠連體的結果吧？換句話說，肥鼠大概也應該一切如常，而正常老鼠則會飢餓而死？

實驗結果讓科曼的眼鏡碎了一地（沒錯，科曼確實戴眼鏡），劇情又一次反轉了，肥鼠和正常老鼠連體之後的反應和之前完全相反！這次是正常老鼠一切如常，反而是肥鼠慢慢地開始減肥瘦身了，它的食慾逐漸下降，甚至降低到正常老鼠的水準；像高血糖、高脂肪等惱人的問題也似乎在慢慢消失。

反了，完全反了——糖鼠和肥鼠都很胖，而且胖的程度相差無幾；在第一個實驗裡，糖鼠和正常老鼠連體，正常老鼠食慾下降乃至餓死，糖鼠肥胖依舊；在第二個實驗裡，肥鼠和正常老鼠連體，正常老鼠卻一切正常，反而是肥鼠開始發奮減肥，向正常體態靠攏。

這到底是什麼意思啊？科曼一次又一次地追問自己，還在找眼鏡或者抓腦袋的科曼也許沒有意識到，命運之神在對他微

笑了，如果說糖鼠和正常老鼠的連體實驗，以及科曼的第一個假說是順理成章的科學發現，那麼肥鼠和正常老鼠連體給出的相反結果，則是上天賜給科曼先生的一個揭示脂肪奧祕的絕佳機會。

人類的群星閃耀時

　　老實說，透過科曼先生的文筆和公開演講來看，他可能談不上是一個天才——至少不是一般人認為的那種科學怪才或者電腦奇才的形象。在 20 世紀 60 ～ 70 年代的天才發現之後，科曼似乎再也沒有做出過什麼別的驚天動地的科學發現，只是在傑克遜實驗室老老實實繼續著自己的科學職業，然而我必須得說，那種大眾心目中驚才絕豔的天才形象往往並不真實，很可能不過是來自媒體和大眾自身對天才的無端想像。所謂天才，在我看來，無非是那些在科學史上的某個瞬間，產生過天外飛仙般的奇思妙想的普通人而已。

　　奧地利著名作家斯蒂芬・茨威格（Stefan Zweig）寫過一本書，名為《人類的群星閃耀時》，在茨威格的眼裡，人類歷史大多數時候平淡無奇，充滿著數不勝數、無關緊要的瑣事，但是這當中會穿插著人類英雄的閃光瞬間，「像避雷針的尖端集中了整個大氣層的電流……決定了一個人的生死，一個民族的存亡，甚至整個人類的命運。」這些瞬間會像星辰一般發射光輝，普照著人類歷史的漫漫長夜，指引著人類前進的方向。

　　當然，在茨威格的書中，他更多的是在歌頌野心勃勃的探

險家、滿腔熱血的革命者，但是在我看來，科學家才是真正的人類群星，阿基米德跳出浴缸高呼「我發現了！」赫茲在陰暗的房間裡看到兩個銅球之間微弱的電火花，達爾文在加拉帕戈斯群島記錄下千奇百怪的鳥嘴，幾千年來在對人類未知知識邊界的探索中，科學家們始終星光閃爍，科曼興致勃勃地擺弄和觀察兩隻連體小老鼠的時刻，毫無疑問是茨威格所說的「人類群星閃耀的時刻」。

兩個本該高度一致，但實際結果卻截然相反的連體老鼠實驗，讓科曼這個普通人，在這時刻有了天才的靈光一閃。

在科曼的第一個假設裡，糖鼠可能失去了感知某種食慾抑制因子的能力而發胖，這個假設可以解釋為什麼連體之後即便能從正常老鼠那裡獲得這種因子，糖鼠仍然大吃大喝，但是這個假設顯然不能解釋肥鼠的連體實驗結果，因為肥鼠這一次成功減肥了！所以無論如何，科曼需要一個新的假設。

與正常小鼠連體的肥鼠能夠減肥，首先就說明，和糖鼠不同，肥鼠感知這種食慾抑制因子的能力是沒問題的，那麼它為啥還那麼胖？是不是說明肥鼠的發胖是一件完全不同的事情？雖然看起來都很胖，但是糖鼠和肥鼠是因為完全不同的原因發胖的，壓根就不該把它們放在一起研究？

等一等，好像有一個特別湊巧的可能性啊，科曼想，如果和糖鼠的情況針鋒相對，肥鼠恰恰是缺少了合成這種食慾抑制因子的能力呢？第二個假設好像可以自圓其說：因為缺少了這種食慾抑制因子，肥鼠才會發胖，而一旦連體之後，來自正常

老鼠的這種因子就可以有效地幫助肥鼠減肥。

聽起來好像不錯，可是我的運氣有那麼好嗎？懷疑是科曼的第一反應，要知道，傑克遜實驗室的科學家們在過去十多年的時間裡偶然發現的兩隻胖老鼠，居然恰好像鎖和鑰匙一樣相配？一個缺乏食慾抑制因子，一個缺乏感知這種因子的能力，然後殊途同歸地產生了同樣的肥胖結果？

在抓狂和向命運祈禱之前，讓科曼先生繼續帶我們思考、提問、動手驗證吧。這個好運氣的設想如果正確的話，那麼如果把肥鼠和糖鼠直接連體，我們看到的應該是：

肥鼠會瘦下去，而且會瘦得非常厲害，因為它會從糖鼠那裡得到源源不斷的、它自身缺乏的那種抑制食慾的物質；而糖鼠，則會毫無反應地繼續胖下去，因為它缺乏的是感知和回應這種食慾抑制因子的能力，這種感受能力來自於它的大腦，不能從肥鼠的血液裡獲得。

在接下來的實驗中，科曼完美地驗證了這個假說，糖鼠和肥鼠連體的結果，果然是糖鼠繼續發胖而肥鼠迅速減肥，兩隻看起來長相相似的胖老鼠，連體實驗的結果卻是如此地涇渭分明！

好運氣真的就這麼降臨到科曼先生的頭上了，他可以驕傲地宣稱，小鼠身體裡一定有兩個基因，其中一個能夠製造出一種強而有力的食慾抑制因子，這種因子進入血液流進大腦，有效地降低了小鼠的胃口；而另一個基因則負責感知和響應這種

食慾抑制因子，只要找到這兩個基因，我們就能理解食慾和體型的祕密。

在完成了這一系列美妙的實驗之後，科曼用了十幾年時間，徒勞地利用各種生物化學的方法，試圖找到這種假想中的食慾抑制因子是什麼，但是從未成功。

1993 年，62 歲的科曼先生從傑克遜實驗室退休，直到這時我們都還不知道科曼先生所猜測的食慾抑制因子是否真的存在，以及它到底是什麼，儘管科學界裡漸漸已經有更多的聲音接受和支持科曼先生的假說，但是直到這個時候，科曼的發現還沒有得到過任何值得一提的科學獎勵。

但我們也不需要為科曼難過或不平，和大家的想像不同，科曼並不是像布魯諾、黎曼或康托那種寂寞的天才或者憤懣的鬥士，相反地，科曼先生是個無比熱愛生活和家庭的完美好男人，在幾十年的工作裡，他每天早上 7 點上班，下午 5 點半準時開始和家人晚餐，他和摯愛一生的夫人貝芙麗（Beverly Coleman）一起養育了 3 個兒子，並且每年都會帶著全家飽覽世界各地美好的風光，62 歲的他之所以準時退休，關閉實驗室，也並不是被科學界逼得無處容身，而是主動選擇了更多陪伴愛人、飽覽美景的機會。

不過我們不得不說，命運還是很厚待科曼先生。

1994 年，科曼退休僅僅一年之後，美國洛克菲勒大學的傑弗瑞‧弗里德曼（Jeffery Friedman）和他的同事們利用現代

遺傳學手段，在艱苦漫長的八年探索後找到了科曼先生預言的那種能夠抑制食慾和控制體型的蛋白質因子，並命名為「瘦體素」（leptin 一詞源於希臘語的「瘦」）。正如科曼所預測的那樣，肥鼠的瘦體素基因存在遺傳突變，失去了生產瘦體素、控制自身食慾和體重的能力，瘦體蛋白也正如科曼先生的連體實驗所暗示，可以在血液中流動並深入大腦，進而影響小鼠的胃口。

科曼關於糖鼠的假說也得到了完美的證實和解釋。千禧製藥公司（Millennium Pharmaceuticals）的科學家利用複製技術找到了瘦體素的受體分子，也就是感知瘦體素的蛋白質分子。弗里德曼實驗室隨後證明，在糖鼠體內，瘦體素的受體基因存在遺傳突變而喪失功能，因此失去了感知和回應瘦體素的能力，甚至就像科曼曾經猜測過的那樣，瘦體素的受體蛋白確實高度集中在動物的下視丘區域！（下頁圖 1-4）

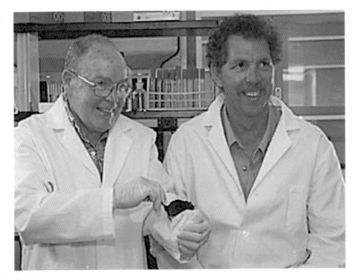

圖 1-4

科曼（左）和弗里德曼合影，兩位科學家的接力最終帶來了瘦體素分子，也帶來了人類對脂肪的全新理解。（那隻小黑老鼠正在咬科曼先生的手臂！）

科曼先生於 2014 年 4 月因惡性皮膚癌去世，享年 82 歲。在瘦體素分子被發現後，科曼譽享全球，成為活生生的傳奇人物，有人遺憾科曼如果能再長壽幾年，幾乎肯定會拿到諾貝爾獎。

不過我想，科曼先生一定不在乎這點小小的遺憾，因為當他把兩隻胖老鼠用手術連在一起，並預測一種食慾抑制因子存在的時候，他已經得到了人世間最高的獎賞，就像一個在沙灘撿貝殼，無意間看到無垠大海的小男孩，那一瞬間的驚喜和快樂，非塵世任何獎賞可及。

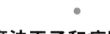

魔法王子和瘦體蛋白

　　傑弗瑞・弗里德曼博士可能是當今世界上最知名的科學家之一，這位美國洛克菲勒大學教授的名字出現在各式各樣諾貝爾獎的預測名單上，並名列前茅。他得過的知名科學大獎可以用「打」來計算，其中也包括大家耳熟能詳的 2009 年邵逸夫獎和 2010 年拉斯克獎，而在科學界之外，弗里德曼先生同樣擁有巨大的影響力和眾多擁戴，他分別在 1994 年和 1996 年獲得《時代週刊》評選為年度科學人物，而他的研究發現——神奇的瘦體素分子，更是為數不清的肥胖症患者和夢想苗條身材的男男女女所熟知。

　　這位每年在世界各地旅行，參與許多教育、科學、藥物開發、政策制訂等工作的科學家，也已經到了耳順之年，每當談起自己六十年的生活和事業，他總還是會用因激動而有些走音的語調，回憶起那個永難忘懷的精彩時刻。

　　那是 1994 年 5 月 8 日的凌晨 5 點 30 分，結束了大都會夜生活的紐約城其實才剛剛進入夢鄉，曼哈頓中城的酒吧裡，消磨整夜的單身漢、投資銀行家和大學生們剛剛散去，酒保們拖著疲憊的身體開始清理垃圾、關燈上鎖，縱貫曼哈頓島的 6 號

線地鐵還是單調地每隔幾分鐘就駛經萊辛頓大道，在附近的街道地面都聽得到隆隆的震動聲，不過車廂裡只剩下些宿醉的流浪漢和趕早班的超市收銀員。是啊，雖然人們都說紐約城從不入眠，但是週日的早上，總是這裡最靜謐的時光。

不過在對街，洛克菲勒大學的一間暗房裡，有位皮膚黝黑的中年人還在昏暗的紅色燈光下仔細地看著一張膠片，傑弗瑞‧弗里德曼先生儘管已經在三年前榮升這座聞名世界的醫學研究機構的終身副教授，卻始終保持著親自參與實驗操作的習慣，昨晚（更準確地說是今天，也就是週日的凌晨 1 點鐘），他在實驗室裡完成了一個實驗，並在暗房裡沖洗了一張膠片來顯示實驗結果，回到家中卻無法入睡的弗里德曼決定，乾脆在整座城市甦醒前再回一趟實驗室，親眼看看沖洗好的膠片。

「我看到了，我看到了！」幾分鐘後弗里德曼激動萬分地衝出暗室，打電話給自己還沒有睡醒的妻子，並且沒等到妻子答話就掛掉了電話，然後面對著窗外東河上的皇后大橋，笑意舒展開來。（圖 1-5）

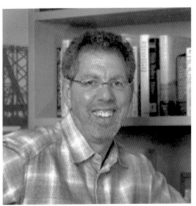

圖 1-5
弗里德曼。圖中窗外就是東河上的皇后大橋。

八年前，弗里德曼拿到博士學位，在洛克菲勒大學開始建立自己的實驗室，受連體老鼠實驗的影響，他決定親自去驗證科曼先生的假說，找到肥鼠體內所缺乏的那種神奇的食慾控制因子。對小鼠遺傳分析瞭若指掌的他沒想到，為了這個承諾或者說是夢想，他和他的同事們要付出怎樣的堅持。

八年，兩千多個沒有休息、沒有停頓的日日夜夜，在上千隻老鼠身上一次又一次機械重複著煩瑣的實驗，終於在這個週日的凌晨，讓他自己成為在創世紀之後，第一個親眼看到這個神奇因子的凡人。

我們已經講過，科曼先生根據連體動物實驗的結果令人信服地推測，小鼠體內存在一種在血液內流通的、可以抑制食慾的物質，這種物質能夠被位於小鼠大腦中的某種物質所感知，進而調節食慾、控制脂肪的儲存，而在名為肥鼠和糖鼠的兩種小鼠中，這種食慾抑制因子和它的感受器（也就是受體分子）因為遺傳突變分別失去了功能，而導致了嚴重的肥胖。

當時分子生物學的研究正如火如荼，科學家們自然地想到：只要能夠找到肥鼠體內哪個基因產生了缺陷，就能夠按圖索驥地找到編碼這種神奇食慾抑制因子的基因，而得到我們夢寐以求的這種「苗條」因子。

問題是，當時人們猜測，小老鼠身體裡有 30000 ～ 50000 個基因，而能把「苗條」基因與其他幾萬個基因區分開的，只有一個特點——缺乏了苗條基因會讓肥鼠發胖，關於這個「苗條」因子的其他東西我們一無所知。那怎麼從 30000 個基因裡，

準確找到那個編碼食慾抑制因子的基因呢？

這個問題的難度，就像告訴你全城有 30000 個幼稚園年齡的小朋友，你必須去找到其中一個，但是你不知道他的相貌、姓名、種族，唯一知道的是，他有一種神奇的魔法，能讓所有的小朋友都幸福快樂，如果把「魔法王子」帶離這個城市，全城的小朋友們都會覺得不開心，這樣的任務聽起來近乎不可能，更要命的是，在弗里德曼設立宏偉目標的那個年代，沒有汽車、沒有手機、沒有各式各樣出現在《007》或是《不可能的任務》裡的神奇裝備，他只能靠最原始的方法去尋找這個魔法小王子。

第一個可能的思路是，一個一個地把小朋友帶出城，然後派人盯住剩下的小朋友，看看帶出去哪一個的時候，全城剩下的小朋友們都面帶愁容。這個思路沒有問題，但是沒有技術層面上的可行性，在那個年代，遺傳學家們沒有能力定點和精確地操縱單個基因，他們能做到的最多是隨機地把小鼠三萬多個基因一個一個破壞掉，換句話說，他們必須矇著眼睛抓小朋友，而且還永遠不能摘下眼罩來，這樣即便抓到了正確的魔法王子，我們還是不知道他的名字和相貌。

那麼換個思路，雖然我們不知道魔法王子的姓名、相貌，但是我們可以這樣來推測，小朋友們應該有他們喜歡的玩伴，那麼我們如果知道魔法王子喜歡和誰在一起玩遊戲，我們是不是就可以順藤摸瓜找到他了？聽起來也很合理！這個方法，遺傳學上叫作「連鎖分析」。

關於遺傳的幾個小知識

　　大家可能都聽說過牛頓的三大定律，這三條簡單的表述構成了經典力學輝煌大廈的基石。然而遺傳的祕密也是隱藏在三條定律當中，19 世紀中葉，奧地利神父、生物學家格雷戈爾·孟德爾（Gregor Johann Mendel）通過豌豆雜交實驗提出了偉大的遺傳學第一和第二定律，孟德爾發現，黃色種子的豌豆和綠色種子的豌豆雜交之後，產生的後代一律都是黃色種子，而這些雜交後代如果再兩兩雜交的話，綠色又會重新出現，而且黃色種子和綠色種子的比例非常接近 3：1，基於這種優美簡單的雜交結果，孟德爾提出決定種子顏色的「因子」（今日我們叫它「基因」）有顯性的黃色和隱性的綠色兩種，而每一株豌豆都有兩個分別來自父親和母親的種子顏色「因子」。黃／黃豌豆和黃／綠豌豆的種子顏色均為黃，而綠／綠豌豆的種子顏色為綠，因此，黃／黃豌豆和綠／綠豌豆雜交的後代全部是黃／綠，因而種子一律為黃色。黃／綠豌豆雜交的結果，後代則分別為黃／黃，黃／綠，綠／黃，綠／綠，前三者均為黃色，進而出現 3：1 的黃綠比，這就是遺傳學第一定律──分離定律的簡單解釋。

　　按照第一定律，決定生物性狀的遺傳因子不會隨著雜交而稀釋消失，而是頑固地保留在後代中。遺傳學第二定律（自由組合定律）進一步擴展了第一定律的發現，指出不同的遺傳「因子」，例如種子顏色和種子褶皺，是相互獨立地分配進入後代的，彼此沒有干擾。

　　到了 20 世紀初，美國遺傳學家湯瑪斯·摩爾根（Thomas

Morgan）又利用果蠅的研究提出了遺傳學第三定律（連鎖與交換定律）。根據第三定律，遺傳因子之間並非總是能夠完全自由組合，而是存在某種程度的「連鎖」。舉例來說，如果來自父親果蠅的遺傳因子是「灰色身體」、「長翅膀」，而來自母親的遺傳因子是「黑色身體」、「短翅膀」，那麼依據自由組合定律，灰／長、灰／短、黑／長、黑／短後代的比例將會是相同的，但是實際情況卻只看到灰／長和黑／短兩種後代。換句話說，灰色身體和長翅膀這兩種遺傳因子，以及黑色身體和短翅膀這兩種遺傳因子是不能自由組合，一起出現的。這種現象就叫作連鎖。兩種遺傳因子在遺傳物質 DNA 上的距離越近，連鎖的機率就越高。

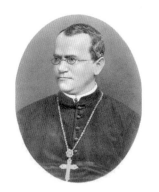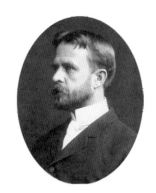

格雷戈爾‧孟德爾（左）與湯瑪斯‧摩爾根（右）

　　簡單說一下這個定律，我們都知道，每個人身體裡的基因都有兩個拷貝，一半來自父親，一半來自母親。來自父親的基因都在長長的「父親 DNA」上，來自母親的基因當然就在「母親 DNA」上，然而從一個受精卵開始的每一次細胞分裂，直至形成人體，父親和母親 DNA 會相互纏繞在一起，發生一種叫

「重組」的作用，其結果就是在每次細胞分裂的時候，部分父親 DNA 上的基因都會被換到母親 DNA 上（反之亦然），因此兩條父親母親 DNA 就變得沒有那麼涇渭分明了，有趣的是，如果 DNA 鏈條上兩個基因之間的距離很短，那麼兩者發生交換的機率就會變得非常低，這種現象被叫作「連鎖」。

　　所以，如果我們能夠在長長的 DNA 鏈條上先定位許多分子「路標」（圖 1-6），然後找到編碼食慾抑制因子的基因和哪些「路標」緊密連鎖，我們就可以根據分子路標的位置逐漸逼近這個基因的準確位置，從這個技術可能需要在成千上萬的老鼠後代中分析「連鎖」發生的頻率，再根據連鎖頻率的高低判斷其位置。

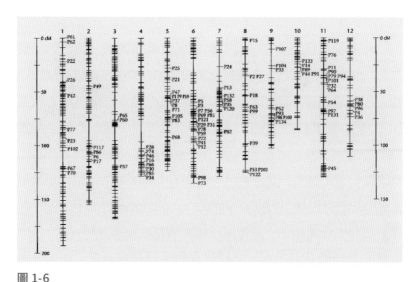

圖 1-6

水稻 12 條染色體的 DNA 物理圖譜。每條染色體上密密麻麻的橫線就是各種分子「路標」的相對位置。

現在，我們打算根據玩伴「連鎖」原理尋找魔法小朋友了，但是幼稚園的小朋友們其實也是很有原則的，他們每天只和一個小朋友玩，只是不同日子裡才會更換玩伴，而魔法王子也不是忠貞不渝地每天只和他的幾個好朋友在一起，只不過一年到頭裡他和好朋友玩的日子相對會更多一些而已。所以，唯一的辦法，是忠實記錄每天全城小朋友們玩耍的情況，然後分析到底哪個小朋友和哪個小朋友之間的關係好，誰和誰之間又不太喜歡一起唱歌跳舞等等。

聽起來好像雖然枯燥，但也不是很難？但是，我們漏掉了一個至關重要的資訊：我們還沒問魔法王子喜歡的玩伴有什麼特徵呢？沒有這個資訊即便我們分析了所有小朋友怎麼交朋友，也還是不知道誰是真正的魔法王子啊。

弗里德曼就遇到了一樣的問題，在那個時代，我們對小鼠基因的瞭解還相當粗淺，老鼠父親母親 DNA 上已知的分子「路標」還非常稀疏，即便利用連鎖分析把編碼食慾抑制因子的基因定位在兩個現有的分子「路標」之間，這中間的距離足夠讓很多的基因藏身了。這不行，所以弗里德曼不得不倒退一步，首先在小鼠 DNA 上找到足夠多的分子「路標」。這是一項繁瑣無聊的工作，同樣也需要在很多的小鼠後代裡找到這些分子「路標」之間的連鎖關係，以確定其彼此的物理距離（順便說一句，得到的分子路標的地圖，生物學家們叫作物理圖譜），就像為了準確描述魔法小朋友的玩伴，我們需要先帶著放大鏡去觀察、分析和總結全城小朋友們的特點：他們的衣服顏色有幾種；他

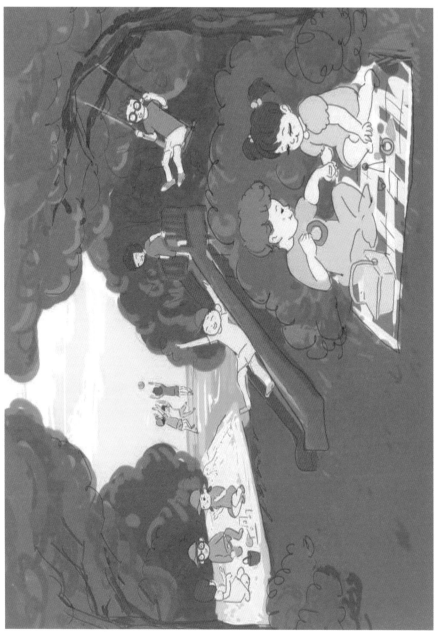

魔法王子找朋友 李可／繪

現在，我們打算根據玩伴「連鎖」原理尋找魔法小朋友了，但是幼稚園的小朋友們其實也是很有原則的，他們每天只和一個小朋友玩，只是不同日子裡才會更換玩伴，而魔法王子也不是忠貞不渝地每天只和他的幾個好朋友在一起，只不過一年到頭裡他和好朋友玩的日子相對會更多一些而已，所以，唯一的辦法是忠實記錄每天全城小朋友們玩耍的情況，然後分析到底哪個小朋友和哪個小朋友之間關係好，誰和誰之間又不太喜歡一起唱歌跳舞等等。

在幾年的準備工作之後，弗里德曼終於可以利用自己繪製的精確物理圖譜，定位那個深藏不露的食慾抑制因子了，我們尋找魔法王子的工作也到了最關鍵的時刻：我們已經知道了魔法王子最喜歡一個叫「ㄚㄚ」的小女孩，這個小女孩有張小小的臉蛋，一雙大大的眼睛，喜歡唱歌，也喜歡甜甜地說「我喜歡你」，我們終於可以出發到城裡去找ㄚㄚ，然後從特別喜歡和ㄚㄚ玩遊戲的小朋友裡面找我們的魔法王子了。

們有多大比例戴眼鏡；他們梳馬尾還是剪齊瀏海等。

在幾年的準備工作之後，弗里德曼終於可以利用自己繪製的精確物理圖譜，定位那個深藏不露的食慾抑制因子了，我們尋找魔法王子的工作也到了最關鍵的時刻：我們已經知道魔法王子最喜歡一個叫「ㄚㄚ」的小女孩，這個小女孩有張小小的臉蛋，一雙大大的眼睛，喜歡唱歌，也喜歡甜甜地說「我喜歡你」，我們終於可以出發到城裡去找ㄚㄚ，然後從特別喜歡和ㄚㄚ玩遊戲的小朋友裡面找我們的魔法王子了。

又是幾百個日日夜夜，弗里德曼和他的同事們在黑暗中慢慢前行，他們知道儘管還伸手不見五指，但是他們確實離那個目標越來越近了。

1994 年 5 月 8 日那個週日的凌晨，謎底揭曉，弗里德曼的實驗室已經把編碼食慾抑制因子的基因成功定位到小鼠 6 號染色體上大約 65 萬個鹼基對的狹小範圍內，他們同時發現，這段 DNA 裡可能藏著 6 個基因，神祕的食慾抑制因子開始慢慢顯露它的真容了。

就在這天凌晨，弗里德曼的實驗是為了回答這麼一個問題，這 6 個基因到底在老鼠的哪些器官裡發揮功能？弗里德曼此時手裡的膠片，就是要看看這其中的第一個候選基因 2G7，它到底在哪些組織裡出現。

暗室昏暗的燈光下，弗里德曼在剛剛沖洗出來的膠片上看到，2G7 基因在代表脂肪組織的地方出現了非常清晰、優美的

信號。（圖 1-7）

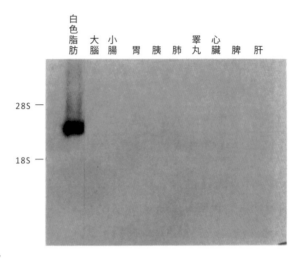

圖 1-7

發現瘦體素基因的膠片。弗里德曼和合作者們用放射性同位素標記的方法
顯示了 2G7 基因（也就是後來命名的瘦體素基因）僅僅在小鼠的脂肪組織
富集，而在其他所有組織都不存在。圖中黑色的條帶就是 2G7 基因在脂肪
組織中的情況，更準確地說，弗里德曼的實驗是為了檢測 2G7 基因生產蛋
白質分子的中間產物———信使 RNA（messenger RNA）到底出現在哪些組
織裡。

　　儘管從邏輯上，2G7 基因出現在脂肪組織裡這件事本身，
其實什麼也說明不了，但是如此純粹、乾淨的資訊一瞬間讓弗
里德曼明白這就是他苦苦追尋八年的東西——科曼在 30 年前就
預測過的那個食慾抑制因子。想想吧，一個來自脂肪組織的信
號分子，如果反過來可以抑制食慾、阻止脂肪組織的增多，那
將是多麼優美簡潔的自我調控機制！

　　從某種程度上，科學家都是美學主義者，都相信自己苦

苦追尋的自然奧祕從某種程度上應該是簡單、精巧、優雅的，在回答「肥鼠到底缺了什麼導致它如此肥胖」的漫漫征途上，第一個映入眼簾的疑似目標就是一個自身產生於脂肪組織的物質，這種巧合，弗里德曼相信是自然的安排，而不僅僅是自己的好運氣。

終於，一隻誕生於 1950 年的胖老鼠，在 44 年後，幫助我們走出了理解自己的身體、理解脂肪祕密中最關鍵的一步。

之後的發展就像是童話故事：弗里德曼和同事們很快為這種活躍在脂肪組織的物質起名為「瘦體素」（leptin 一詞源於希臘語的「瘦」），並且令人信服地證明，缺乏瘦體素正是肥鼠發胖的原因，而將瘦體素注射到肥鼠體內，就可以完美地恢復肥鼠的體型，僅僅一年之後，千禧製藥公司的科學家就找到了感知和響應瘦體素分子的物質，並命名為瘦體素受體，缺乏這種瘦體素受體正是糖鼠肥胖的原因。瘦體素和它的受體就像是鎖與鑰匙一樣，共同起作用來調節動物的食慾和體重，科曼的肥鼠與糖鼠分別缺少了鎖和鑰匙，因此在肥胖程度上也非常類似。

而更重要的是，這樣的精密系統在人體中也幾乎是原封不動地存在著。

重新認識你的脂肪

　　一場持續了近半個世紀的接力賽終於落幕,自然之手造就了傑克遜實驗室的兩隻胖胖小老鼠:肥鼠和糖鼠,科曼先生用精妙無比的連體動物實驗說明,動物自身能夠分泌一種抑制食慾的物質,這種物質通過血液循環進入下視丘,並在那裡被感知進而發揮功能。

　　不管是缺乏了這種物質(肥鼠),還是缺乏了感知這種物質的能力(糖鼠),動物都會無法抑制的暴飲暴食和發胖,在八年漫長的尋找之後,弗里德曼利用連鎖分析的方法找到了這種神奇的食慾抑制因子,並把它命名為瘦體素。揭示瘦體素來源的第一個實驗就證明,瘦體素來自白色脂肪組織,毫無疑問,看起來單調、無趣甚至有害的脂肪,需要被我們重新認識,它遠比我們的刻板印象更生動、複雜、有趣,它像一架精密的機器調節著我們身體的代謝平衡,而瘦體素可能就是這架機器的中心。

　　當我們身體內的脂肪堆積過多,瘦體素分子水準隨之上升,它會告訴我們的大腦現在身體能量充足,不需要再吃更多好吃的東西了;而當身體營養不良、脂肪水準下降以後,瘦體素分

子的水準降低，我們又開始恢復自己的好胃口，通過分泌釋放瘦體素，脂肪組織能夠掌控整個身體的新陳代謝，維持我們的理想體重。

以瘦體素的發現為開端，人們開始真正重視白色脂肪組織，開始帶著更大的熱情去探究它在能量儲存之外的生物學功能，也正因為如此，在瘦體素發現之後的十多年中，脂肪眾多隱藏的功能被慢慢揭示開來。

我們開始知道，來自脂肪的瘦體素分子除了調節食慾，也會影響我們身體對外來病菌的抵抗，還會影響身體功能的發育，甚至影響生殖能力。而脂肪本身，除了瘦體素分子之外，還能分泌許多發揮重要功能的信號分子，在今天的科學視野中，脂肪是一架生機勃勃的生命機器，通過各種途徑積極地參與身體的健康和疾病。（下頁圖 1-8）

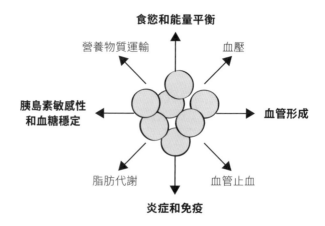

圖 1-8

白色脂肪組織的許多生理功能。通過大量的研究，我們現在知道，看起來單調無趣的白色脂肪組織，有著複雜精密的生理功能，透過分泌包括瘦體素在內的眾多因子，脂肪組織能夠與身體的神經系統、免疫系統、內分泌系統等相互作用，影響的機體包括代謝、行為、免疫反應在內的各個層面。

脂肪，確實並不只是一堆油膩膩的無聊物質。

接下來，我們希望回答的問題自然就是，既然脂肪如此重要，能夠如此精密地調節我們的食慾，那麼我們的胃口和體型為什麼有時候還會失去控制？我們為什麼還需要擔心肥胖？身體裡的脂肪太多的話，會對我們的身體帶來什麼樣的影響？科學家們又是怎麼嘗試控制並解決這些問題的？

Chapter 2

·

脂肪過剩以後

❮ • • •

　　聊完了脂肪的祕密，我們緊接著談談一種和脂肪堆積直接相關的疾病——肥胖症。（下頁圖 2-1）體重過重到底是不是一種病？到底多胖可以稱之為「肥胖症」？肥胖症是因為自己意志力薄弱，不控制食慾所造成的，還是說我們必須依靠醫學手段的介入才能夠征服這種疾病？為什麼肥胖症會如此普遍，特別是在經濟發達的社會裡越來越嚴重？

　　這些問題的答案，決定了肥胖到底是「吃貨」的個人健康問題，還是嚴肅的社會公共衛生難題，也影響了人類對脂肪和肥胖治療的研究方向。脂肪過剩之後會發生的事情，值得引起我們每一個「吃貨」的注意。

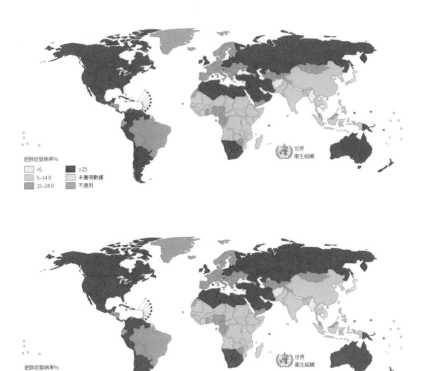

圖 2-1

世界衛生組織繪製的 2014 年世界肥胖症地圖（上圖：18 歲以上男性；下圖：
18 歲以上女性）。可以看到，北美、大洋洲、英國都是肥胖症的重災區，
18 歲以上的成年人肥胖症患病率超過 25%。值得注意的是此圖中肥胖症的
判斷標準是身體質量指數（body mass index, BMI）超過 30。

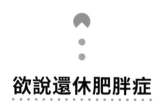

欲說還休肥胖症

肥胖是不是一種病？

　　人人都會生病，人人也都免不了討論疾病。但是疾病這個詞其實沒有嚴格的邊界。

　　身體內細胞惡性增生所導致的癌症是疾病，外來病毒引發的非典型肺炎是疾病，純粹外力引起的骨折挫傷當然也是疾病。肉眼可見的化膿和皮疹是疾病，依靠各種實驗室檢驗指標才能判斷的高血脂、高血糖是疾病，幾乎完全要依賴患者的主觀訴說的憂鬱症當然也是疾病。

　　但這些特徵截然不同的疾病，至少有一個共同點就是會危及患者的健康、生活品質乃至生命，這也就是為什麼我們會把預防和治療疾病看得那麼重。那麼胖一點、重一點是疾病嗎？這個問題判斷起來，就沒有上面列舉的疾病那麼顯而易見了，腿上多一點贅肉，鼓起一圈肚腩，好像也看不出什麼特別大的健康問題。大家都知道，在唐朝的時候曾經以胖為美，很多部族和國家直到現在也仍然是以肥胖為最重要的審美標準，究其原因，很可能是因為在食物匱乏的年代裡，肥胖意味著衣食無

憂，表示家境良好、經濟條件優越、社會等級較高。舉例來說，在西非國家茅利塔尼亞的 300 萬人口中，至今仍流行著以胖為美的風俗，贅肉層疊才是女性性感的標誌，而作為丈夫，也願意娶到肥胖的妻子以炫耀自己的財富，為了嫁得更好，很多年輕女孩不得不在父母的強迫下大量進食以增加體重，這是一個經濟生活影響審美觀，而審美觀又影響人體健康活生生的案例，所以，依靠主觀而多元的審美觀來定義疾病，無疑是不靠譜的。

然而醫學界和醫療政策制定者在判斷肥胖是否是一種疾病時，需要非常小心，因為一旦被定義為疾病，就意味著公共衛生系統需要就此進行積極的干預，這就包括：提供關於肥胖的危害和相關治療方法的大眾教育、提供對肥胖準確的診斷方式、投入資源研究開發肥胖相關的藥物和治療方法、補助低收入者的肥胖相關醫療支出等，這一切都需要大量的人力與物力，我們本來已經很匱乏的醫療資源則會面臨更多挑戰。

所以，要判斷肥胖到底是不是一種疾病，並不能依靠審美和普遍的價值觀，而是需要確鑿無疑的資料：肥胖是不是真的會危害人類健康？危害程度有多大？

如今，基於來自成千上萬個體的流行病學資料，大多數權威醫學組織已經明白，並毫無疑問地承認肥胖是一種疾病，它影響人體的正常生理功能、威脅人類的健康、需要得到預防和治療，1997 年，世界衛生組織（World Health Organization, WHO）率先承認肥胖是一種疾病，並為肥胖症的臨床診斷提出了一個簡單粗糙的定量標準，當身體質量指數

超過 25 時表示超重，超過 30 即為肥胖症（身體質量指數的計算方法是體重除以身高的平方，身高以公尺為單位。一個身高170 公分的成年人，體重超過 72 公斤即為超重，體重超過 86公斤即為肥胖），這個簡單易行的指標也被廣泛地宣傳和推廣。

　　不過要注意的是，世界衛生組織提出的身體質量指數標準僅僅是參考意見，在不同人種甚至是不同個體中，相應的肥胖標準有細微的差異，例如，流行病學調查顯示，同樣的身體質量指數下，中國人的脂肪含量是高於白種人的，因此中國人可能就需要更嚴苛的肥胖判斷標準：身體質量指數超過 24 即為超重，超過 28 則視為肥胖。另外，在東亞人種裡，以腹部型肥胖（也就是俗話說的「蘋果型身材」）較多，危害也更大，因此除了身體質量指數之外，對腰圍尺寸也需要格外注意。（圖 2-2）

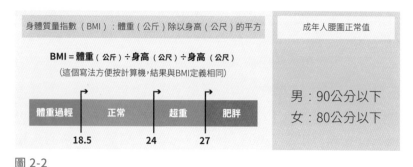

圖 2-2
適用於中國人的肥胖判斷標準，大家不妨算一下自己的體重和腰圍是否足夠健康。

　　「肥胖是一種疾病」這一思想也是逐步演進並進入大眾生活的。

　　以美國為例，2000 年，美國食品藥物管理局（The Food and Drug Administration, FDA）承認了肥胖的疾病地位，這一決定意味著醫藥公司可以在美國市場開發和銷售針對肥胖症的藥物和醫療器械。2002 年，美國國稅局（Internal Revenue Service, IRS）正式承認肥胖是一種疾病，治療肥胖的相關費用可以因此得到部分稅務減免，這表示美國政府開始願意負擔肥胖相關的開支，而在 2013 年，美國醫學會（American Medical Association, AMA）終於認可肥胖症的疾病身分後，不少商業保險機構也逐漸將肥胖症治療納入保險範圍。當然，拉鋸戰其實還在持續，直到今天，美國最大的國立醫療保險機構之一，覆蓋超過 5000 萬老年人口的聯邦醫療保險專案（Medicare），仍然未對肥胖症治療費用的給付放行。

　　這些醫療機構的決策背後是冷冰冰的統計數字，與體重正常的人群相較之下，超重和肥胖的人群罹患心臟病、腦中風、第二型糖尿病和某些癌症（特別是乳腺癌和大腸癌）的機率明顯增加，相對地，肥胖人群的醫療開支也會跟著提高。根據美國疾病管制與預防中心（Centers for Disease Control and Prevention, CDC）2008 年的資料顯示，與體重正常的人相比，肥胖症患者平均年度醫療開支增加了 1429 美元。考量美國已經成為一個有超過三分之一的成年人患有肥胖症、超過三分之二的成年人有體重超標問題的「胖子國家」，僅僅一個肥胖症每年就為美國增加了 1470 億美元的醫療負擔。隨著工業化水準的提高，可以預測全球的肥胖症版圖也會持續地快速擴張。因此，即便拋開對身材、樣貌和活動能力的主觀判斷，肥胖也

的確毫無疑問地是一種疾病，需要我們每一個個體和整個公共衛生系統嚴肅對待。

到底該怎麼治肥胖？一旦承認了肥胖是一種疾病，我們就有道德和科學責任來盡快回答第二個問題，「到底該怎麼治療肥胖？」這並不是個很容易回答的問題，即便到了 20 世紀，人們開始慢慢承認肥胖是件壞事以後，很長的一段時間內，肥胖仍然被認為是一種道德問題而非醫學問題，胖人成為愚蠢、笨拙、沒有自控能力和道德軟弱的象徵，甚至成為大眾調侃的對象。

很多時候，大眾似乎傾向認為，治療肥胖需要的不是醫學手段，而是自制力——面對琳琅滿目的食物要學會自我約束、是紀律性——克服懶惰堅持定期鍛煉、甚至和社會經濟地位有關——健康飲食，因為定期鍛煉，乃至和健康生活方式有關的知識，對於在溫飽線上下掙扎的人群來說，可能都是奢談！這些原因導致了肥胖的治療成了一個界限模糊，甚至有點敏感的話題。

這些看法深刻影響了過去幾十年全世界對抗肥胖症的思維和行動，如果肥胖源於自我約束不足，那麼用公共衛生資源予以治療，對於善於自我約束者而言是否公平？如果肥胖純粹是個人選擇，那麼從公共層面予以干涉是否侵犯了個人權利和自由？如果肥胖完全可以通過改變個人行為加以逆轉，那麼肥胖症藥物和其他治療手段是否必要？

保姆市長和蘇打水禁令

　　圍繞肥胖症的個人權利和政府義務的邊界是一個敏感話題。2012 年發生在美國紐約市的一次近乎鬧劇的減肥風波生動地呈現了這一點。當時，紐約市發起對抗肥胖運動，廣受愛戴的紐約市長、億萬富翁麥可‧彭博（Michael Bloomberg）發布行政命令，禁止在紐約市的飯店、劇院和體育場銷售超大杯（指體積超過 16 盎司／約 500 毫升）的含糖飲料，這個被人們戲稱為「蘇打水禁令」的命令才一頒布就立刻招致批評，一部分的人指責彭博的命令是在赤裸裸地暗示胖子們缺乏自制能力已經到了不得不由政府來管理其行為的地步，是對胖子們個人道德品質的無情羞辱和歧視。反過來，另一部分的人則批評，什麼時候政府有權力來直接干涉老百姓的吃喝拉撒了？是不是有一天我們看什麼書、睡幾個小時的覺、討什麼老婆、生幾個小孩政府也要管了？這一派人士還給彭博起了個形象的外號，叫「保姆市長」。蘇打水禁令最終在 2014 年被紐約上訴法院正式廢止，理由正是行政機關超越了自身的權力界限。從這個事例中我們可以看到，即便全社會已經廣泛接受了肥胖是一種威脅大眾健康的疾病，究竟該如何對抗肥胖症仍然不是個容易回答的問題，相較之下，人類社會對待其他疾病時所面臨的困惑似乎要小得多。

　　想要回答「到底該怎麼治肥胖」，最終還是要回到嚴肅的科學數據來。

　　目前的科學證據，至少從兩個方面反駁了肥胖僅僅是個人選擇和個人意志問題的看法。

　　首先我們知道，有個好胃口乃是動物賴以生存的法寶，在漫長的進化史上，人類的祖先大多數時候過的都是吃了上頓沒下頓的日子，僅僅是過去一兩百年裡，感謝化肥、感謝農業機械、感謝育種技術的發展、感謝殺蟲劑，人類才能真正開始擺脫饑餓的困擾。因此，一旦好不容易找到一點食物，把自己塞飽甚至不惜吃的大腹便便乃是巨大的生存優勢，因為充足的能量儲備意味著人類的祖先更有可能熬過下一頓飽餐前的饑寒交迫——經過億萬年進化淘汰生存下來的地球人類，其實每一個都是天生的「吃貨」，科學家在實驗室裡也早就發現，從果蠅到老鼠到猴子，實際上所有成功的動物物種也都是「吃貨」，沒有哪種動物能自覺性地抵抗美味食物（例如乳酪和冰淇淋）的誘惑，即便是已經吃飽了也要勉強吃幾口點心。而這種看到吃的就食指大動的巨大進化優勢，放到美食無處不在的現代社會就會引發災難性的後果，短短一兩百年間，人類還不足以進化出能夠抵抗食物誘惑的新生物「本領」。

　　其次，神經生物學的研究證明，調節食慾的大腦中樞實際受到「飽」信號和「餓」信號的雙重控制，進而能夠依據身體能量標準精巧地調節食慾，我們剛剛講到的瘦體蛋白，就是這麼一種經典的「飽」信號。但在已經出現肥胖問題的動物體內，下視丘感知「飽」信號的能力會顯著下降，相反地，感知「餓」信號的能力卻會提升，兩者相加的結果是肥胖的動物會更容易

感覺到餓，更容易開始進食。換句話說，貪吃暴食除了是一種「吃貨」的進化本能，還可能是一種病理性的神經生物學現象。因此作為科學家，我個人的信念是，肥胖固然可以通過個人行為調節來部分預防和逆轉，但是這種疾病有著超越個人意志的遺傳學和神經生物學基礎，需要更全面、科學、深入的醫學介入。

肥胖症的複雜性讓人類社會在對抗這種疾病時投鼠忌器，既怕大手大腳，過度消耗原本已經有限的醫療資源，也怕一不小心越過了個人權利和群體歧視的邊界。醫療監管機構在審批減肥藥物時，也總是小心謹慎，結果，作為一種產生於後工業社會，且危害還在逐年加重的全球性嚴重疾病，人類對抗它的武器卻屈指可數。時至今日，全世界被批准上市的減肥藥物、醫療器械和其他治療方法，加起來也不過區區幾種，數量上甚至還不如治療感冒、過敏、消化不良、便祕這些一般疾病的藥物。

● ● ● ●

貧窮與肥胖

肥胖症及其治療的敏感性還在於它和經濟狀況的潛在關係。在國家之間比較的話，富國居民的肥胖症風險要遠大於窮國，而且隨著一國的經濟發展，該國的肥胖症發病情況也會同步增加（中國和印度就是典型的例子），但是和很多人的想像相反，在發達國家裡，肥胖症從某種程度上反而是一種「窮人的疾病」！例如，在美國國內，窮人的身體質量指數在過去二十多年來始終

明顯高於富人，而窮孩子中的嚴重肥胖症發病率要高出 70%，這種現象有幾個可能的解釋，窮人可能需要更長時間的工作，窮人居住的地區可能安全環境堪憂，進而限制了人們的規律運動，窮人也可能缺乏關於健康生活方式的指導和教育，或是可能缺乏購買健康食品的金錢。不管最終原因究竟是什麼，以中國而言，我們都必須警惕經濟問題對於肥胖問題的雙重壓力：經濟發展帶來的肥胖，以及貧富分化帶來的肥胖。

下圖顯示的是 2006 年的美國，較窮的州（右圖，深藍色）也往往是肥胖症發病率較高的州（左圖，深紅色）。

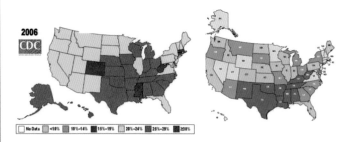

美國肥胖分布地圖（2006 年）（左）與美國貧富分布地圖（2006）（右）

綜合來看，肥胖症是一個複雜的社會問題，這種複雜體現在個人自由和公共衛生的關係，也體現在個人行為控制、經濟情況和病理學變化的關係上。在這種多種因素交織的情況下，不同的機構都在承擔自己不同的角色，而科學家、醫生、藥物開發者如果想要帶給肥胖症患者一種有效的減肥藥，又應該怎樣著手呢？

減肥的物理學

　　減肥的醫學手段說起來也很簡單，我們需要的唯一理論武器，就是偉大的能量守恆定律。（圖 2-3）

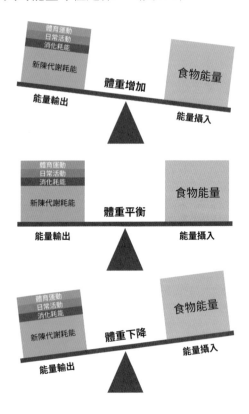

圖 2-3

體重就像一座天秤。能量不會憑空產生，因此如果人體攝入的能量經常性地小於消耗掉的能量，人最終會滑向營養不良乃至饑餓而死的軌道；而同樣地，因為能量不會憑空消失，如果人體的能量攝入總是超過能量消耗，這部分「多出來」的能量就會積累在人體中，往往以脂肪分子的形式儲存在脂肪組織裡，這正是肥胖症的簡單生理解釋。

　　人體的能量來源非常簡單，就是每天吃進嘴裡的各種食物，不管是來自米飯、油條、可樂的碳水化合物，還是雞鴨魚肉裡的蛋白質和脂肪，都能夠一定程度地被我們的消化系統消化和吸收，之後再通過複雜的生物化學反應在細胞內產生能量。

　　人體能量的去向也並不複雜，主要來說是三大出口：最主要的能量支出是身體的基礎新陳代謝活動，包括維持體溫和血液循環、確保組織生長和修復、維持細胞內各種生物活動（例如新蛋白質合成、運輸和降解）等，這部分的能量支出約占身體總能量支出的 60%。

　　此外，我們每天都要進行的各種體力活動，包括做飯、掃地、跑步、打球，加起來消耗了 20% ～ 30% 的能量。

　　而最後一小部分說起來有點拗口，是為了獲取能量而消耗掉的能量。我們吃的食物從進入口腔刺激味蕾，到最終變成身體可以利用的能量分子和營養物質，需要經歷消化、吸收、儲藏、分解利用、排泄等各個階段，而這些階段的生理活動，像是口腔咀嚼、胃腸蠕動、分泌胃酸、吸收營養，同樣也需要消耗能量。

　　如果再考慮到食物中的能量僅有一部分被人體吸收，我們可以得到一個簡單的公式：

　　體重變化 =（食物中包含總能量 × 人體從食物中吸收能量的比例）－（新陳代謝中的消耗 + 體力活動中的消耗 + 食物消化吸收中的消耗）

換句話說，基於能量守恆定律，如果我們希望減輕體重，有五個入手點：

- 減少攝入食物的總能量水準

- 減少人體從食物中吸收能量的能力

- 增強新陳代謝中的消耗

- 增強體力活動中的消耗

- 增強食物消化吸收中的消耗

這五點中，首先可以排除掉的是最後這一條，「增強食物消化吸收中的消耗」。因為不少研究證明，食物消化吸收活動所消耗的能量，大致和食物所含的能量有線性關係：食物中能量越多、消化吸收所消耗的能量也就越多，這並不奇怪，消化兩個饅頭所需的能量可能差不多就是消化一個饅頭的兩倍嘛，因此想根據這一點來增加消耗就比較困難了，同時也考慮到食物消化吸收中的能量消耗畢竟占比很低（僅占全部能量消耗的 10% 左右），我們（以及那些開發減肥治療手段的人們）都不想在這一點上花費太多的時間和精力。

而想要「增加體力活動中的能量消耗」，最好的辦法不是吃藥或者做手術，而是真正地改變生活方式：邁開腿，多運動。這裡面一個簡單的邏輯是，運動對人體生理的影響是全方位的，例如，就有科學家發現，高強度鍛煉能夠改變身體中很多的蛋白質分子的化學修飾水準和生理活性！至少在可預見的將來，人工設計一種藥物，能夠同時精確地操縱許多蛋白質分子的可

能性幾乎是不存在的，所以並不會有什麼藥物可以完美模擬人體的體力活動，進而促進能量的消耗。

那麼在現實中，想要設計一種能夠幫助我們減輕體重的治療手段，就剩下以下三個選項了：

· 減少攝入食物的總能量水準

· 減少身體對能量的吸收能力

· 增強新陳代謝中的消耗

沒錯，市面上所有可見的減肥治療方式，都可以歸入以上其中之一。我們也有理由相信，只要能量守恆定律繼續支配著我們的物理和生物世界，未來的減肥治療也是從這三個方面去尋找。

想要快速說明減肥物理學的實際用處，減肥手術就是最好的例子，它可能也是現今所有減肥的醫學介入方式中最有效、持久的一種。

在人體攝入食物的整個過程中，胃和小腸是最重要負責消化和吸收的器官，狀如口袋的胃是主要的食物研磨器官，通過機械研磨，將混合了胃酸和胃蛋白酶的食物磨成細細的食物糜，而長達數米的小腸是最重要的吸收營養物質的器官，已經被充分磨碎和消化的食物糜進入小腸後，會和密布微絨毛的小腸腸壁親密接觸，在此過程中大量的營養物質分子被吸收進入小腸腸壁細胞，最終透過循環系統運送到身體的各個器官，參與機體的新陳代謝。

而減肥手術的目標正是把胃變小、小腸變短，讓身體少吸收一點能量——就是這麼簡單！（圖 2-4）

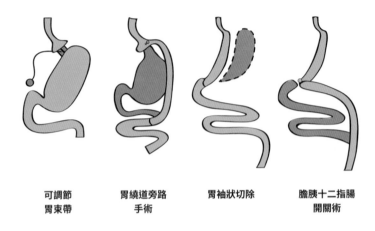

可調節　　　　胃繞道旁路　　　胃袖狀切除　　　膽胰十二指腸
胃束帶　　　　手術　　　　　　　　　　　　　　開關術

圖 2-4

減肥手術。具體來說，減肥手術可以分成這幾種，在胃上裝一個可調節寬窄的帶子來約束胃的大小（這種叫作可調節式胃束帶手術 adjustable gastric band/AGB）、把胃前端直接和小腸後端連接起來，讓食物避免流經胃和小腸前端（這種叫作胃繞道手術 roux-en-Y gastric bypass/RYGB）、直接切掉大部分的胃，只留下一個小小容積有限的胃（這種叫作胃袖狀切除手術 Vertical sleeve gastrectomy/VSG）、以及結合了胃袖狀切除手術和胃繞道手術的所謂膽胰分流加十二指腸轉位術（biliopancreatic diversion with duodenal switch/BPD-DS）。目前減肥手術的發源地美國，最常用的是相對風險最低、結果可逆的可調節式胃束帶手術。

這種手術要達到的效果有兩個，一是限制胃的大小，讓肥胖症患者更容易出現飽足感，而減少進食量（「減少攝入食物的總能量水準」）、二是避免食物流經小腸，減少身體對營養物質的吸收能力（「減少身體對能量的吸收能力」）。雙管齊下的效果也確實是立竿見影，在手術後 10 個月內，肥胖症患者

平均可以減去多餘體重的 50% ～ 80%，這對每個患者來說可能都意味著 30 ～ 50 公斤的多餘贅肉！而且長期的術後觀察也證明，減肥手術的效果在相當長的時間內，甚至是術後十年都很穩定，體重反彈的問題並不嚴重，像第二型糖尿病、心血管疾病、癌症，甚至是精神疾病的發病率也都有明顯地下降。

由於腹腔鏡技術的發展，現在做減肥手術其實沒有想像中那樣嚇人，不需要開膛破肚，只需要在肚子上開幾個小口就可以完成微創手術了。在美國，做減肥手術的平均花費在兩萬美元上下，平均住院時間也僅有 1~2 天，可算是個小手術，美國每年都有數十萬人接受這種手術。

因此可說，治療嚴重肥胖症的最有效手段就是減肥手術。之所以要加上一個「嚴重」的限定詞，是因為我們畢竟需要平衡手術帶來的風險因素，比如手術本身的風險（感染、失血、血栓、傷口破裂等），術後由於營養吸收下降帶來的營養不良風險等。因此，目前美國食品藥物管理局的指南中，僅有那些身體質量指數超過 40 的大胖子們（對於一個身高 170 公分的成年人來說，這意味著體重超過 115 公斤），或者身體質量指數超過 35（170 公分／ 101 公斤），同時伴隨至少一種嚴重併發症的胖子們，才能接受減肥手術治療。

近年來，美國食品藥物管理局逐漸降低相對風險性低、手術操作可逆的可調節式胃束帶手術的門檻，但是整體而言，減肥手術仍然主要是針對非常嚴重的肥胖症患者。

但是我估計，如果未來沒有更有效的藥物治療方案出現，

減肥手術，特別是非切除性手術的門檻會繼續降低，手術的風險和副作用也會得到更好的控制。就在 2015 年，美國食品藥物管理局批准了兩種統稱為胃內水球的新型醫療器械，這種醫療器械的原理類似胃束帶，也是為了在物理上限制胃的容量，只不過它的植入完全不需要損傷性的外科手術，只需要利用胃鏡將扁掉的水球放入胃裡，然後灌入液體使其膨脹就可以了，這種醫療器械的使用門檻創了歷史新低：只需要身體質量指數超過 30 就可以使用（170 公分／ 86 公斤）！

未來會不會有一天，類似的醫療器械可以做到更加精緻和無害，胖子們只需要吞下一個小膠囊，讓它在胃裡像氣球一樣膨脹到合理尺寸就可以輕鬆實現減肥呢？如果真有這麼一天，會不會我們反而需要更強而有力的監管措施，防止人們濫用這樣的減肥產品呢？

這並不是杞人憂天，人類的欲望經常會導致藥物濫用。從愛好細腰的楚王和餓死的宮女們，到吃飯需要精確到每一卡路里的現代超模，很多人把體重和身材看得比生命和健康更重要。減肥治療的手段越是安全和有效，可能反而越需要小心翼翼地推廣和嚴格地監管。

而減肥藥物的起起伏伏，更是證明了這一點，讓我們來講講它們的故事吧。

悲歡浮沉減肥藥

瘦體素狂熱和瘦體素抵抗

說起減肥藥，你們可能馬上會想到我們講過的瘦體素的故事。是啊，科曼和弗里德曼的接力為我們找到了瘦體素——一種人體天然合成、能夠強而有力地抑制食慾、減輕體重的物質——這，不就是一種天然的減肥藥嗎？如果我們把人體中的瘦體蛋白做成藥物，肥胖的問題不就迎刃而解了嗎？

在這種美好理想的驅動下，瘦體素發現之後的科學和產業進步像是快轉的歷史電影。

確認瘦體素僅僅幾個月之後，在 1995 年 7 月，弗里德曼和他的同事們就證明，利用重組 DNA 技術在體外製造的瘦體蛋白，如果注射進肥鼠的體內，就可以成功使之減肥。更讓人興奮的是注射瘦體蛋白也可以讓正常老鼠變得更瘦，這個結果帶給人們無限的想像空間。然而，弗里德曼這一次並非匠心獨具，因為幾乎與此同時，另有三個研究組利用幾乎完全一樣的技術，證明了瘦體蛋白在肥鼠和正常老鼠中的減肥效果。

重組 DNA 技術

　　簡單來說，就是利用人工方法合成、修改、剪接 DNA 分子，讓微生物為我們生產各種蛋白質產品的技術。我們故事裡的瘦體素，以及本書中反覆出現的各種大分子蛋白藥物（例如：胰島素），都依賴於重組 DNA 技術。簡單來說，如果我們想要在實驗室和工廠裡大規模地生產瘦體蛋白，我們可以將編碼瘦體蛋白的 DNA 提取出來，準確地插入細菌的基因組 DNA 中，細菌會誤「以為」這段 DNA 是自身的遺傳物質，因此會嚴格地按照瘦體素基因的指導製造出大量的瘦體蛋白來。1973 年，兩位年輕的生物學家，史丹佛大學的斯坦利·科恩（Stanley Cohen）和加州大學舊金山分校的赫伯特·博爾（Herbert Boyer）合作發表了一篇學術論文，宣告了重組 DNA 技術的誕生，他們證明，利用限制酶作為工具，可以將兩種細菌的抗藥性基因剪切並拼接在一起，進而讓細菌同時生產兩種抗藥蛋白質，同時具備兩種不同的抗藥性。兩個年輕人無意間操持起上帝的工作：他們的實驗證明，在狹小的實驗室裡，人類可以輕鬆地定向

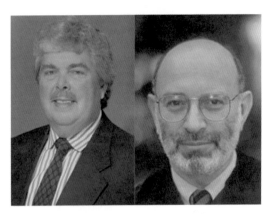

赫伯特·博爾（左）與斯坦利·科恩（右）

設計和改變一個生物體的遺傳信息和蛋白質合成，在完成這一重要發現之後，博爾隨後辭去教授職務，參與創立了生物技術領域的領頭羊基因泰克公司（Genentech）；而科恩則一直留在史丹佛繼續他的研究，並且在重組 DNA 技術的倫理和監管討論中起了重要作用。值得一提的是，1980 年諾貝爾化學獎授予對重組 DNA 技術同樣有重要貢獻的科學家保羅・伯格（Paul Berg），博爾和科恩遺憾地與諾貝爾獎失之交臂。

特別耐人尋味的是，這三個研究組無一例外均來自製藥工業界：

它們分別來自成立於 1876 年，因開發出小兒麻痺症疫苗以及胰島素藥物而載入史冊的美國製藥巨頭禮來（Eli Lilly）、成立於 1896 年，以維生素藥丸起家，當今在小分子藥物、蛋白質藥物和疾病診斷領域皆雄視全球的瑞士公司羅氏（Hoffmann-La Roche）、成立於 1980 年，坐擁世界最大生物技術公司頭銜的美國製藥新銳安進（Amgen）。

科學早已不僅僅是歐洲貴族們茶餘飯後的癖好和閒談，在今天這個時代，科學技術與資本和市場的結合前所未有的緊密。新的科學發現與技術進步，會在第一時間被資本的眼睛詳細審視，並迅速轉化為應用、產品、市場價值和資本回報。產業資本盯上瘦體素的原因無比自然：一種有效的減肥藥物將會帶來多大的市場機會！

在弗里德曼實驗室證明了瘦體蛋白的減肥效果——僅僅

是對於小老鼠的減肥效果——之後僅僅數週內，安進公司就以迅雷不及掩耳的速度從弗里德曼所在的洛克菲勒大學那裡，獲得對瘦體蛋白繼續開發和未來市場銷售的權利，這筆交易價值2000 萬美元，創下了科研機構專利轉讓的成交紀錄。然而資本市場對此的反應是：這筆買賣太划算了！僅消息宣布當天，安進公司的股票就大漲 6 億美元，一個尚未通過任何人體實驗驗證的蛋白質分子，一天的時間就為安進帶來了 30 倍的投資回報。

美國安進公司

這家成立於 1980 年，並於 1983 年成功在那斯達克上市的公司是全球生物技術產業的旗艦企業之一，1989 年，安進公司利用重組 DNA 技術推出了益比奧（Epogen），也就是人工合成紅血球生成素，用於治療腎病和化療導致的貧血。1991 年，安進公司利用重組 DNA 技術推出了另一個明星藥物，治療白血球減少症的優保津（Neupogen，人工合成白血球生成素）。兩種藥物的空前成功奠定了安進公司在重組 DNA 藥物領域的巨無霸地位，簡單來說，這兩種藥物的原理是很類似的：利用重組 DNA 技術，在實驗室和工廠裡大量製造一種人體自身能夠合成，但卻在特定疾病條件下極度缺乏的蛋白質分子，然後將這種蛋白質分子注射到患者體內以治療疾病，從這個角度理解，安進公司率先進軍瘦體素市場是有其邏輯的。

1996 年 2 月，安進公司宣布，重組瘦體蛋白用於肥胖症治療的臨床申請已經得到美國食品藥物管理局的批准，瘦體蛋白藥物正式開始人體試驗。

在美國，任何一個新藥在進入市場銷售之前，都必須接受設計嚴格的臨床試驗檢驗，並通過美國食品藥物管理局的嚴苛審查，儘管針對不同藥物類型、不同疾病的具體要求有所不同，但一般來說，整個臨床試驗過程一般需要數年時間，耗費數億乃至數十億美元。

於是首先，165 名參與臨床試驗的健康人士被隨機分成了兩組，在醫生與患者都不知情的情況下分別被注射了瘦體蛋白藥物，或作為對照的安慰劑，這種被稱為「雙盲」的試驗設計能夠排除心理因素對醫生或患者的潛移默化影響，準確地分析藥物的真實效果。

1997 年 6 月，安進公司宣布第一期臨床試驗勝利結束，在第一期的臨床試驗中，瘦體蛋白的安全性得到了確認，更讓安進公司感到欣慰的是，相當比例的健康人士在注射瘦體素後出現了明顯的體重下降。安進帶著無限美好的憧憬開始了第二期和第三期的臨床試驗，在真正的肥胖症患者中測試瘦體蛋白的減肥效果。

兩年後，1999 年 10 月，安進公司低調地公開瘦體素臨床試驗的最終結果，儘管在新聞稿中安進仍試圖強調瘦體蛋白在「特定人群」中取得了「顯著的」減肥效果，但是媒體和投資人的反應說明了一切：安進股票大跌，人們哀歎用瘦體素換回

完美身材的希望就此破滅。在安進展示的資料中，人們看到，儘管肥胖症患者注射瘦體素後確實出現了短時間的體重下降，但是該效果很快便消失，患者體重持續反彈，更成問題的是，瘦體素對預防和減輕肥胖症的併發症毫無作用可言。

在數個徒勞無功的臨床試驗之後，安進公司於 2006 年將瘦體蛋白相關的藥物開發和銷售權利出售給另一家生物技術公司安米林（Amylin）。

此後，安進再未涉足減肥類藥物的開發工作。

2011 年 3 月，安米林公司宣布提前終止其瘦體蛋白相關產品的臨床試驗，瘦體素減肥藥的希望就此煙消雲散。

一場長達 16 年的瘦體素狂熱就此落幕。但是為什麼呢？是什麼讓瘦體素分子不再神奇？瘦體素還是那個來自科曼和弗里德曼，帶著奇蹟一路走來的瘦體素。

瘦體素確實具有調控食慾和體重的功能，甚至它作為藥物的臨床表現也無庸置疑。

早在 1997 年夏天，在瘦體素基因被發現後不到三年，劍橋大學的科學家在臨床工作中發現了兩名出現極端肥胖症狀的兒童，而這兩名兒童的家族中也不斷出現類似症狀，遺傳學分析清晰地顯示，這是一種由於人類瘦體素基因被破壞而導致的嚴重遺傳病，因而得名「先天性瘦體素缺陷症」。從某種程度上，罹患先天性瘦體素缺陷症的患者與肥鼠的性狀別無二致，瘦體素對於人體的重要性得到了明確的證實，之後的幾年，利

用重組瘦體素蛋白分子治療這種先天性瘦體素缺陷症的努力取得了無庸置疑的成功。2002 年，大西洋兩岸的劍橋大學和美國國立衛生研究院分別在兩個獨立進行的臨床實驗中證明，注射重組瘦體蛋白可以非常有效地治療先天性瘦體素缺陷症，患者的脂肪水準、肝功能、血脂水準、糖尿病症狀等都得到了全面的控制。（圖 2-5）

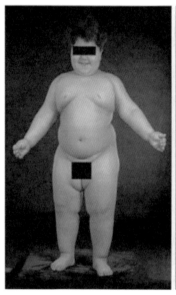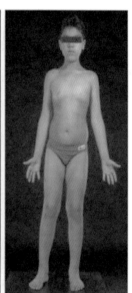

圖 2-5

先天性瘦體素缺陷症患者（左）及瘦體素替代療法的驚人效果（右）。可以看到，在注射瘦體素藥物 4 年之後，患者的體重從 3 歲時的 42 公斤下降到 7 歲時的 32 公斤，體型明顯回歸正常。

　　既然如此，為什麼一旦將瘦體素療法推廣到更一般、更廣泛的肥胖症群體，瘦體素的神奇光環就立刻消失不見了呢？必須說明，儘管瘦體素缺陷會導致嚴重的肥胖，但是在廣大的肥

胖症患者群體中，真正由遺傳缺陷導致的肥胖比例極低。在過去接近 20 年中，全球醫學界也僅僅發現不到 20 例先天性瘦體素缺陷症患者，我們身邊絕大多數的肥胖症病例，都是在其複雜的內外因素共同作用下產生的。我們習以為常的現代生活方式——能量攝入太高、食用過量的「垃圾」食品、運動減少、壓力過大和精神緊張等——在這中間起到了更重要的作用。

而這一切，隱隱指向一個名為「瘦體素抵抗」的概念。讓我們再一次回顧一下瘦體素在身體裡的命運起伏，瘦體素來自脂肪，因此當身體中的脂肪含量升高，瘦體素的合成與分泌就會隨之增強，隨血液流通的瘦體素分子數量因而上升，這些瘦體素分子進入我們的大腦以後，能夠精確地識別和結合瘦體素受體分子，進而起到抑制食慾的作用，而食慾降低的長期效果，就是身體脂肪含量下降，瘦體素水準回歸到較低水準。

換句話說，瘦體素的最終作用是在於降低自身的合成與分泌，在這個過程中，身體的能量攝入、脂肪含量和體重水準得到了維持，這個被稱為「負回饋循環」的調節機制，能在進化史的絕大多數時間裡把動物身體的體重和脂肪含量維持在一個合理的水準內。

負回饋循環

很容易想像，如上所指的負回饋循環能夠自然地把某項指標維持在一個較為穩定的範圍內。因此不難理解，在生命現象的各

個層面，負回饋循環被大量使用，比如說，和瘦體素在體重維持中的作用類似，胰島素對於血糖水準的維持至關重要，高水準的血糖能夠促進胰島素分泌，而血液中的胰島素能夠有效地降低血糖，如果胰島素的分泌或者響應受到干擾，人體的血糖水準就可能異常升高，進而導致糖尿病（關於糖尿病的故事將在本書後面章節提到）。即便在生命現象之外，負回饋循環的身影仍然無所不在，比如說大家可能都知道的供需定律：在正常市場中某件商品的價格總是在一個範圍內上下波動，而維持這一範圍的正是負回饋循環，如果價格異常升高，就會刺激生產者擴大生產和供應，進而帶來供需關係的逆轉和價格的下降。

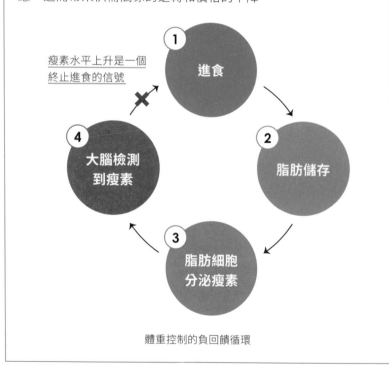

體重控制的負回饋循環

　　然而，一兩百年來人類生活方式的變異程度，遠遠超過了我們自身進化適應環境的速度，彷彿一夜之間，食物短缺在各個工業國家成了詞典裡的歷史名辭，現代工業用令人眼花撩亂的速度發明和生產各種吸引我們味蕾的高熱量、高脂肪食物，無孔不入的市場宣傳和營銷讓各種美味食物觸手可及、難以抵擋，而本需透過運動消耗過剩能量的人們，又被牢牢地釘在書桌或電腦螢幕前。

　　於是，一個自瘦體蛋白出現起，數千萬乃至數億年中可能都從未出現過的現象發生了：被進化選擇進入「吃貨」模式的人體，開始長期穩定地過量攝入能量，開始長期穩定地儲存過量的脂肪組織，而血液中的瘦體素水準也因之長期保持在較高的水準，隨之產生的一個結果是，面對隨血液洶湧而來的大量瘦體素分子，人體對瘦體素反而變得更遲鈍了！目前瘦體素抵抗的具體機制還不是很清楚，大量的研究也在世界各地進行之中，不過一個合理的猜測是，瘦體素抵抗也許是身體的某種自我保護機制，就像突然有電鋸聲在耳邊嗡嗡作響，很多人會下意識地摀緊雙耳，防止雜訊破壞我們的聽覺。一個可以作為佐證的例子是，懷孕和哺乳期間的動物會出現瘦體素抵抗現象，此時的瘦體素抵抗作用顯然是很積極的：孕期和哺乳期的雌性對能量的需求顯著的增加，因此瘦體素抵抗能讓她們擺脫瘦體素對食慾和體重的影響，可以攝入和儲存更多的能量。

　　應該說，「瘦體素抵抗」本身，是大自然給我們的禮物。

　　然而對於肥胖症患者來說，「瘦體素抵抗」又是不折不扣

的詛咒。從某種程度上，瘦體素抵抗破壞了體重控制的負回饋循環，將身體導入一個體重無限放大的正回饋循環中去：體重上升→瘦體素上升→瘦體素抵抗→食慾得不到抑制→體重繼續上升。而對於肥胖症患者來說，也正是由於瘦體素抵抗的存在，瘦體素也就無法作為一種減肥藥物了。

在此必須說明一下，在瘦體素分子臨床試驗失敗，「瘦體素抵抗」被發現之後，科學家和藥物開發者們並沒有放棄瘦體素，直到今天，他們仍在繼續研究「瘦體素抵抗」現象背後的機制，以期望有一天能夠根據這些機制設計出逆轉瘦體素抵抗，使肥胖症患者重返健康的方法。目前，就有數個所謂「瘦體素增敏藥物」在製藥公司的研發和臨床管道中等待更嚴格的檢驗，如果說瘦體素療法更多的是揚湯止沸，那麼瘦體素增敏就有可能實現釜底抽薪的減肥效果。

麻黃素的故事：中藥、毒品，還是減肥藥

以瘦體素為基礎的減肥藥物研發經歷曲折，但人類不會停止追尋的步伐。

儘管天然的食慾抑制因子瘦體素因為「瘦體素抵抗」的存在而失敗了，但是這條減少食物攝入的減肥思路並沒有斷，如果一種藥物能讓患者覺得沒那麼餓了或者很快就飽了，就可以降低整體食物攝入量，而起到減輕體重的作用。

抑制食慾的減肥藥物歷史上出現過大約十種，目前仍在市

場上銷售的僅有區區三四種，細細講來，可是悲喜交加的好大一部傳奇呢。

首先出場的角色是麻黃素（ephedrine），從麻黃——一種傳統中藥中發現的化學物質。

麻黃的藥用歷史長達幾千年，我們的老祖宗早在秦漢時期就已經記載，麻黃的莖煮湯，具有發汗散寒、宣肺平喘、利水消腫的功效。1885 年，受中國傳統醫藥實踐的啟發，日本化學家長井長義提取麻黃中的有效成分麻黃素，隨後的 1887 年，羅馬尼亞的化學家完成了麻黃素的人工合成。

傳統藥材和現代藥物

麻黃湯和麻黃素的區別，從某種意義上也是傳統醫學和現代醫學的分野。

和看起來黏乎乎、根本不可能知道裡面有多少種有毒或有用的成分，於是只好用陰陽虛實、君臣佐使這樣的理論來指導用藥的麻黃湯不同，有了一個確定的單一物質麻黃素，科學家和醫生們就可以仔細地去研究它可能的作用與機制，甚至通過改造麻黃素來發明更新、更好的藥物。

來自麻黃的麻黃素，來自黃連的黃連素（有抑菌作用，可治療腹瀉），來自柳樹皮的水楊酸及其衍生出的阿斯匹靈，來自金雞納樹樹皮的奎寧（治療瘧疾），都是很好的例子。

因此，那些專注中醫藥現代化研究的中國科學家，像從傳統

中藥材青蒿中提取出抗瘧疾藥物青蒿素的屠呦呦女士，和從傳統中藥材常山中提取出抗瘧疾藥物常山鹼的張昌紹先生，尤其值得我們的尊敬。中國傳統醫學的未來不在故步自封，而在學習和進取。

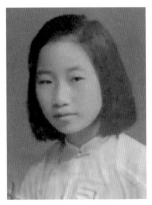
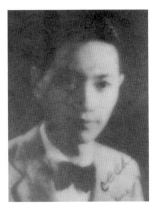

屠呦呦（左）與張昌紹（右）

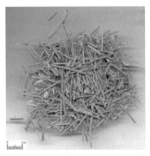
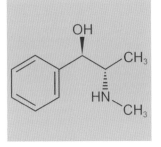

中藥生麻黃（左）和麻黃素的化學結構（右）

　　就這樣，傳統的麻黃湯變成了純淨的麻黃素，並在短時間內被整個西方世界廣泛用於治療包括氣喘鼻塞在內的各種疾病，與此同時，基於麻黃素的化學結構，化學家很快合成了一

系列結構上非常相似的小分子化合物，為更廣泛的藥物篩選和開發鋪平了道路。到了 1929 年，美國化學家戈登·艾理斯（Gordon Alles）就開始實驗各種麻黃素類似物的藥用功效。

艾理斯在動物身上的實驗談不上成功。實際上艾理斯根本不確定他應該關注動物的什麼反應，因為鼻塞和氣喘都很難在動物身上模擬，他的實驗幾乎就是在盲目地觀察注射各種藥物之後動物的反應而已。

於是，最終艾理斯決定拿自己做實驗，他細心地選了一種看起來挺有前途的化合物，給自己來了一針。

之後，艾理斯經歷了魔幻般的一天，興奮、幽默、精神亢奮、睡不著覺、滿腦子胡思亂想，那種感覺大概就像是中了大獎吧：首先當然是藥物本身的刺激作用，同時艾理斯覺得，自己大概是找到了一種能讓人感覺「非常棒」的絕世好藥。

於是在很短的時間內，這種簡稱為安非他命（amphetamine／苯丙胺）的藥物就成功上市銷售並風靡全球，一開始製藥公司還小心翼翼把它的藥用範圍限制在緩解鼻塞和氣喘——也就是麻黃素原本的適用範圍內。不過很快地，對安非他命的需求就煞不住車了：嗜睡症的患者用它來保持清醒，抑鬱症的患者用它來改善情緒；甚至還有醫生用它來治療帕金森氏症！在正統的醫學使用範圍之外，考試前的學生們用它來保持精力複習功課，卡車司機們用它來在開夜車的時候保持注意力……。舉一個小例子就能說明那個年頭安非他命的流行程度，在第二次世界大戰的戰場上浴血奮戰的士兵們，不管

屬於同盟國陣營還是軸心國集團，都在廣泛使用安非他命藥片來保持自己的精氣神和戰鬥力。

大家可能已經感覺到，麻黃素的故事說到這裡就開始有點味道不對了，原本用來治療鼻塞感冒的藥物似乎日漸脫離正軌，大有走上興奮劑和毒品的不歸路之勢！果然，「二戰」結束後上千萬的士兵們解甲歸田，帶回了戰爭留下的各式各樣創傷，也帶回了服用安非他命的風潮，在美國，提起安非他命和它更暴烈的表親「冰毒」，人們就會想起黑社會、機車黨、搖滾樂和反越戰的學生大遊行。

冰毒

　　學名甲基苯丙胺或甲基安非他命（methamphetamine），是一種人們耳熟能詳的致幻類毒品，這種毒品的來頭很大，它是1893 年由麻黃素的提純者，日本人長井長義以麻黃素為基礎首次合成的。冰毒和麻黃素的近親關係也被不法之徒利用過，幾年前有一條新聞震驚了街頭巷尾，從某天起老百姓買感冒藥居然也要實名限購，因為毒販居然能用感冒藥做原料製備毒品！這條新聞的主角就是麻黃素

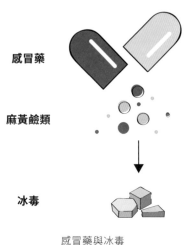

感冒藥與冰毒

和冰毒。許多感冒藥裡含有微量的麻黃素，能夠起到緩解鼻塞等感冒症狀的作用。毒販就利用這一點，購買大量的感冒藥，從中提取出麻黃素，再加以化學改造，製造出冰毒來。

同樣是在那段時間裡，人們開始慢慢意識到，安非他命會產生嚴重的依賴性和戒斷反應，是一種需要嚴格管制的精神麻醉品，從 1960 年代開始，世界各國開始緊縮對安非他命的使用限制，但直到今日，全世界每天仍有數千萬人沉迷於安非他命藥物的快感中，人數還超過了古柯鹼和鴉片類的毒品！

在這個從麻黃素開始的故事裡，安非他命的結局顯然談不上積極向上。

但所幸硬幣總有兩面，在安非他命的大流行中，目光敏銳的醫生們還觀察到了它在精神「效用」之外的一個意外作用：降低體重。在 1938 年，兩位美國醫生令人信服地證明，安非他命能夠用來減肥：它能強而有力地抑制實驗狗的食慾，也有效地降低了受試人體的體重。在安非他命一步步滑向毒品的無底深淵時，這項研究讓它的命運峰迴路轉。

絕望中尋找希望

當然研究還需要繼續。科學家和醫生們手裡有了這麼一種化學物質，它有著確鑿無疑的臨床效用（減肥），但也有著難

以避免的副作用（成癮性）。怎樣才能保留前者，去除後者呢？化學家的思路簡單粗暴：改改改，簡單來說，就像化學家們最初根據麻黃素的結構改造出了安非他命一樣，他們的後輩繼續利用化學修飾改造安非他命的結構，試圖找到一種安非他命的類似物（或者衍生物），在盡可能保持其減肥效用的同時，降低其成癮性。

很快，一種名叫芬芙拉命（fenfluramine）的化學物質被合成出來了。1970 年代，就在美國聯邦政府把安非他命正式列入管制藥物名單的同時，醫生們證明芬芙拉命同樣具備了抑制食慾和減肥的功效，卻完全沒有安非他命臭名昭著的成癮性。

於是上帝在為安非他命關上大門的同時，為它的親戚朋友們開了這麼一扇小小的窗戶。

但這扇窗確實開得很小很小。一方面，芬芙拉命的減肥效果差強人意，遠沒有安非他命來得那麼強勁，而且一旦停藥體重反彈很嚴重；另一方面，雖然沒有成癮的危險，但是芬芙拉命的其他副作用要比安非他命強上不少，如噁心、焦慮、頭痛等。於是這種 1973 年上市的減肥藥一直賣得不怎麼樣。

直到 1992 年，羅徹斯特大學教授邁克爾・溫特勞布（Michael Weintraub）證明，如果把芬芙拉命和市場上另外一種同樣表現平平的減肥藥——芬特明（phentermine）——聯合使用的時候，能夠產生「1+1 遠大於 2 的神奇效果」。在臨床實驗中，平均體重 200 磅[1]的肥胖症患者在接受芬芙拉命 -

---

[1] 1 磅 =0.453 千克。

芬特明聯合用藥後平均瘦身約 30 磅，減肥效果達到了驚人的 15%（作為對比，芬芙拉命單獨用藥的效果只有區區 3%）。興奮不已的溫特勞布給這個藥物組合起了一個響亮好記的名字——芬芬（fen-phen 一詞也就是芬芙拉命和芬特明的縮寫）。這個朗朗上口的詞在之後的幾年內響遍美國各地，在胖子們的熱情達到最高潮的 1996 年，全美的醫生開出了 1800 萬張芬芬處方！

請先別急著在網路下訂單，和安非他命的故事一樣，芬芬的熱潮早已煙消雲散。

芬芬的神話在最高潮時被打破。1996-1997 年，在全美各地，有數以百計的服藥者被發現患上了可能致命的心血管疾病（如瓣膜性心臟病和肺高血壓），這些案例讓美國食品藥物管理局當機立斷，在 1997 年將芬芙拉命強行下市（芬芬中的另一個成分芬特明倒是逃過一劫）。從麻黃素和安非他命開始的故事，撞上了寫滿骷髏標誌的警告牌，我們的故事似乎又再一次地走到了盡頭。

減肥藥的多舛命運

芬芬的下市成為美國醫藥歷史上一次重要的公共危機。1996 年 7 月，美國梅奧診所的醫生們報導了 24 例因服用芬芬導致的瓣膜性心臟病病例，美國食品藥物管理局立刻採取行動，要求全國的醫生彙報類似病例，相似病例的總數很快上升至數百人，特

別是一位名叫瑪麗‧林奈（Mary Linnen）的年輕女性在服用芬芬後死亡，震撼了全體美國人的神經，美國食品藥物管理局最終在 1997 年 9 月勒令芬芬下市，事實上，命運坎坷的減肥藥可不止芬芬一種，另外一個著名的案例是 1997 年上市的食慾抑制藥物西布曲明（sibutramine），它同樣因為健康原因在 2010 年前後被勒令下市，值得一提的是在中國市場上風靡一時的曲美膠囊的主要成分就是西布曲明。

不過和前幾次歷史轉折不同的是，1990 年代的科學家和藥物開發者們，有了一些可以和上帝討價還價的資本。

貫穿整個 20 世紀的生物學革命，以前所未有的深度和廣度揭開了人類身體裡的那些本屬於上帝獨有的奧祕。我們開始知道，人類的大腦到底是怎麼控制食慾、又是怎麼失去了對食慾的控制的，各種成功或失敗的減肥藥物，又是怎麼樣發揮抑制食慾的功能。於是在芬芬慘敗的時候，科學家們其實已經大致知道，芬芙拉命是透過操縱大腦中一種名為 5- 羥色胺的神經信號分子發揮食慾控制的功效。5- 羥色胺是動物大腦中一種非常重要的神經信使，它在某些神經元裡被合成和釋放出來，隨後在大腦中準確地定位到另外一群神經元表面，通過其表面的受體蛋白質分子調節這些神經元的活動，進而影響人類的許多高級神經活動，例如：情緒、睡眠和性行為。另外，現在市場上大多數抗抑鬱的藥物，也是透過 5- 羥色胺系統發揮作用的。

而芬芙拉命之所以能夠抑制食慾，是因為它能夠啟動一個

特殊的 5- 羥色胺受體蛋白（名為 5HT2CR）。忘了芬芙拉命吧，現在有了 5HT2CR，我們就可以直接去尋找啟動 5- 羥色胺信號的減肥物質了。

知道了這些資訊，失去了芬芙拉命和芬芬就不是減肥藥的末日了。化學家們可以在實驗室裡合成和檢驗成千上萬的新化合物，只要它保證對 5HT2CR 受體蛋白的啟動和對人體的安全性，新的減肥藥物就能在芬芙拉命和芬芬的灰燼上浴火重生了。這樣的方法可以擺脫對安非他命或者芬芙拉命原始化學結構的依賴，要比在大量的試驗中盲目尋找新的藥物要省力和直接得多。

2012 年，飽受安非他命和芬芬的黑歷史折磨的美國食品藥物管理局，終於在極度審慎的反覆評估下，歷史性地批准了一個全新的減肥藥沛麗婷（Belviq，學名是氯卡色林／lorcaserin），氯卡色林是美國食品藥物管理局自 1998 年之後批准上市的第一種減肥新藥，足見在經歷各種減肥藥副作用的風波後，美國的監管機構變得何等小心和謹慎。

從化學結構上來看（圖 2-6），氯卡色林與安非他命和芬芙拉命的相似程度並不高，但是在人腦的最深處，在控制食慾的那些神經細胞和神經網路裡，這幾種分子發揮功能的原理是

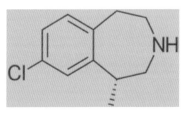

圖 2-6

氯卡色林的化學結構。

非常接近的：都是透過（直接或者間接地）啟動 5- 羥色胺信號，

特別是啟動其受體分子 5HT2CR，進而起到抑制食慾的功能。

　　這段從麻黃素到氯卡色林，歷經數十年波折卻也談不上功德圓滿的故事，是一個生物學基礎研究和藥物開發相互支持的絕佳案例。藥物開發和謀利的動力驅使了從麻黃素到安非他命再到芬芙拉命的藥物演化，而芬芙拉命的作用機制提示了 5- 羥色胺系統在食慾控制的重要作用，這一基礎生物學的發展又反過來協助我們開發了更新的減肥藥物氯卡色林。如今，全世界仍有大量的實驗室在深入研究 5- 羥色胺系統和其他的神經信號系統如何精細調控了我們的胃口，因此沿著歷史演進的邏輯，我們可以樂觀地想像，未來會有更多的藥物能幫助我們更好地控制食慾、控制體重，帶著億萬年進化賜給我們的好胃口，更快樂地生活。

有點尷尬的減肥膠囊

　　在一個多世紀的時間裡，麻黃素到氯卡色林的故事起起落落，牽動著全世界胖子們的心弦，相比而言，下一個故事的主角就沒有那麼起眼了。

　　不光不起眼，甚至說起來還有點尷尬呢，我們知道，為了減輕體重，除了減少攝入食物的總能量水準（這是氯卡色林的專長）之外，還可以試圖減少身體對能量的吸收能力，換句話說，「吃貨」們不需要刻意限制自己的好胃口了，我們如果能想出一個辦法讓吃進肚子的食物不怎麼被消化和吸收，應該也

能起到減少身體能量攝入、降低體重的效果。

本故事的主角就是這麼一種藥物，它的名字叫奧利司他（orlistat）。它能夠通過抑制我們身體對營養物質的吸收而起到減肥效果，而它發揮功能的地方是——小腸。

大家可能都知道，食物中的營養物質分子，例如澱粉、脂肪、蛋白質，大多數情況下並不能被小腸直接吸收，這其實也解釋了為啥吃牛肉不會讓你變成牛，吃蔬菜臉不會綠，吃轉基因食品不會讓你也轉基因。比如說，澱粉是由許多葡萄糖分子連結而成的大塊頭聚合物，而它在消化吸收過程中會被特定的人體消化機器——例如澱粉酶——切割成單個葡萄糖分子，再通過小腸腸壁細胞運輸進人體內。蛋白質呢，則是由 20 種天然胺基酸按照特定順序連結而成的聚合物，它需要在消化吸收過程中被分解成單個胺基酸，或兩三個胺基酸形成的小化合物，再被運輸進入小腸細胞。這些被分解成為基本單元的糖和胺基酸分子進入人體細胞後，再在不同的組織和器官裡被重新組裝成為完整的生物大分子，成為我們身體的有機組成部分。

而脂肪的命運也差不多：食物中的脂肪分子主要是一種名為三酸甘油脂的物質，這類物質的化學結構有點像個三叉戟：一個甘油小分子上面拖著三條長長的脂肪酸鏈，在小腸裡，三酸甘油脂也同樣需要先被脂肪酶切割分解，變成單個的脂肪酸分子和甘油分子，才能進入小腸細胞內，進入人體的脂肪酸和甘油之後可以再被重新組裝成三酸甘油酯，並運往身體各處儲藏和使用。

營養物質的吸收利用

在絕大多數情況下，來自食物的營養物質都要經歷一個大分子→小分子→大分子的變化過程，才能被人體消化和吸收，成為人體的有機組成部分。

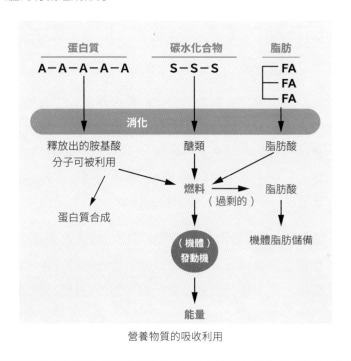

營養物質的吸收利用

因此，如果需要減少身體對能量的吸收，一個顯而易見的辦法就是破壞掉負責消化營養物質的酶：澱粉酶、蛋白酶、脂肪酶等，這樣一來，食物中的營養物質就不能被消化分解，自然也就不能進入人體了。而奧利司他正是消化系統中脂肪酶的

抑制劑，服用奧利司他會阻止脂肪酶的工作，也就因此阻止了脂肪的分解和吸收。臨床試驗中，奧利司他能夠減少 30% 左右的脂肪吸收，能讓 30% ～ 50% 的肥胖者減輕 5% 的體重。效果談不上驚世駭俗，不過考慮到奧利司他相當不錯的安全性，也算是為胖子們提供了一個平易近人的藥物選擇，1998 年，這個藥物通過了臨床試驗的檢驗，開始在世界各地進入醫療應用，並曾經達到每年上億美元的銷售額。事實上，在美國和歐洲市場，奧利司他還是唯一一種能以非處方購買的減肥藥物。

可是為什麼說它有點尷尬呢？說起來好玩。因為奧利司他能有效阻止脂肪分子的分解，因此服用奧利司他的患者排出的糞便總是油膩膩的，甚至有時候會無法控制地排出，弄得內褲上屎跡斑斑，因此在不少新聞報導和患者自述裡，提起這個讓人又愛又恨的減肥藥總會有點心情複雜。

不過無論如何，我們很難不感慨這麼一種聽起來簡簡單單，甚至有點尷尬的藥物背後，需要多少科學研究的支援。我們需要清楚解析人體的整個消化系統，需要知道每種營養物質被消化和吸收的完整路徑，也需要知道脂肪分子到底是被什麼蛋白質所分解，又是如何被吸收進入小腸。這些背景知識可不是從石頭裡蹦出來的，一代代科研工作者默默的努力才讓我們對自己的身體有了多一點、再多一點的瞭解。

即便單看奧利司他本身的具體開發工作也意味深長。奧利司他的工作原理其實並不難理解，和三酸甘油脂一樣，奧利司他也有一條長長的脂肪鏈尾巴（圖 2-7），因此從某種程度上，

奧利司他可以「迷惑」腸道裡的脂肪酶，讓它們誤以為奧利司他其實就是天然的脂肪分子，進而結合上來準備一段一段切斷分解。但是，和脂肪分子不同的是，人工合成的奧利司他卻完全不能夠被脂肪酶切割，所以就像《射雕英雄傳》裡的周伯通給鯊魚嘴巴裡頂的那根木棍一樣，脂肪酶就只能大張著嘴巴再也下不了口，這樣一來，脂肪酶就沒有辦法脫身去分解切割其他的天然脂肪分子了。

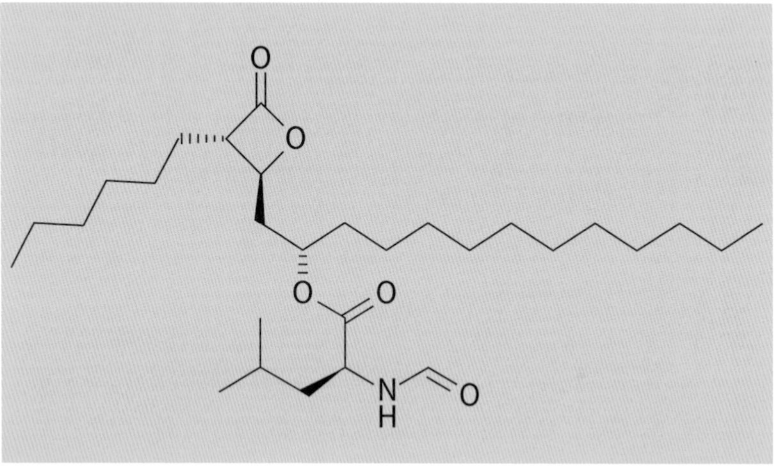

圖 2-7
奧利司他的化學結構。注意它長長的碳氫尾巴。

但是如果時光倒轉，讓我們重走一次奧利司他的發現過程，事情就沒有想像中那麼順理成章了，即便我們就是打定主意要「設計」一種模擬脂肪分子的藥物，可以嘗試的化學結構也有成千上萬啊，我們怎麼知道其中哪一種又高效、又穩定、又安全呢？

　　當時的藥物開發者們的思路不是根據脂肪酶的特性去「設計」藥物的，而是從大量的候選分子中「篩選」藥物。

　　1987 年，瑞士羅氏製藥的科學家們希望能找到一個強效抑制脂肪酶的藥物，這種藥物就像我們介紹的那樣，有可能能夠降低脂肪的消化吸收，而進一步治療肥胖症。他們首先篩選了來自全世界各地的微生物（細菌、真菌、放線菌），發現了有兩種放線菌的分泌物能夠非常有效地抑制脂肪酶的活性，他們再接再厲，把這兩種放線菌培養了好幾百公升，將培養液收集起來以後一步步地分離純化，在實驗記錄中，羅氏公司的科學家們從 41 公斤的放線菌菌絲中，最終純化出 1.77 克的尼泊司他汀（lipstatin）小分子，這是奧利司他的最初來源。

羅氏公司

　　這家成立於 1896 年、總部位於瑞士巴塞爾的公司在製藥和臨床診斷領域均具有無可撼動的業界領先地位。2014 年全公司有接近十萬名雇員，總銷售額達到 480 億美元，嚴格來說，奧利司他僅僅是這家巨無霸公司的牛刀小試而已，羅氏公司的明星藥物包括治療乳腺癌和結直腸癌的截瘤達（Xeloda，學名是卡培他濱 / capecitabine）、治療乳腺癌的賀癌平（Herceptin，學名是曲妥珠單抗 / trastuzumab）、治療流感的克流感（Tamiflu，學名是奧司他韋 / oseltamivir）等。

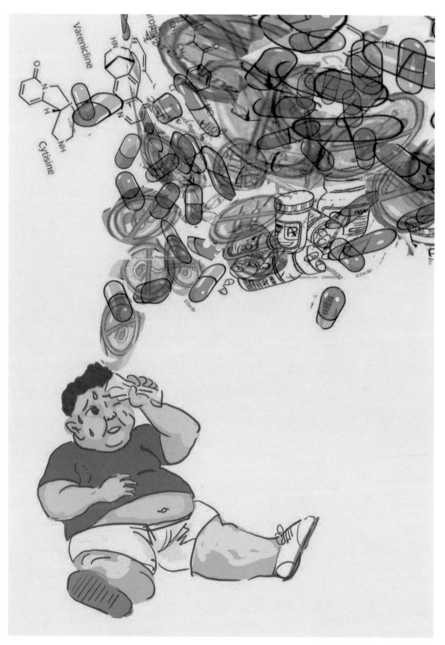

肥胖的苦惱　李可／繪

......不少新聞報導和患者自述裡，提起這個讓人又愛又恨的減肥藥總會有點心情複雜。不過無論如何，我們很難不感慨這麼一種聽起來簡簡單單，甚至有點尷尬的藥物背後，需要多少科學研究的支援。我們需要清楚解析人體的整個消化系統，需要知道每種營養物質被消化和吸收的完整路徑，也需要知道脂肪分子到底是被什麼蛋白質所分解，又是如何被吸收進入小腸。這些背景知識可不是從石頭裡蹦出來的，一代代科研工作者默默的努力才讓我們對自己的身體有了多一點、再多一點的瞭解。

所以這種有點兒「尷尬」的減肥藥，背後的科學可一點也不尷尬，從大方向來說，它的開發原則是基於能量守恆定律，試圖透過減少身體對能量的吸收實現減肥效果；從細節來說，它的開發是基於人類對消化系統的功能，特別是脂肪酶功能的深刻理解。沒有脂肪酶的發現，藥物開發者們想要找到一種能夠抑制脂肪吸收的藥物就成了空中樓閣。

　　尼泊司他汀有相當不錯的脂肪酶抑制能力，科學家們隨後純化出這個分子並解析了它的化學結構，這才立刻注意到它的長尾巴結構，並意識到它很可能是通過結合脂肪酶來發揮抑制功能的。

　　但是有一個問題限制了尼泊司他汀的藥用價值：這個分子在提純後很容易分解，這樣就沒辦法做成藥片或者膠囊銷售到世界各地了。好在羅氏的科學家們再接再厲，透過對尼泊司他汀化學結構的簡單修改得到了效用類似，但是穩定得多的奧利司他。

　　所以這種有點兒「尷尬」的減肥藥，背後的科學可一點也不尷尬，從大方向來說，它的開發原則是基於能量守恆定律，試圖通過減少身體對能量的吸收來實現減肥效果；從細節來說，它的開發基於人類對消化系統的功能，特別是脂肪酶的深刻理解，沒有脂肪酶的發現，藥物開發者們想要找到一種能夠抑制脂肪吸收的藥物就成了空中樓閣。

　　而從技術層面來講，這個不起眼的減肥藥，代表的幾乎是小分子製藥業的行業標準和最高水準！為了開發某種藥物，首先找到我們希望人為啟動或抑制的特定蛋白質分子（又叫作「靶點」，這裡的靶點就是脂肪酶），之後再盡可能地試驗成千上萬的候選小分子化合物，從中找到能夠有效啟動或抑制靶點蛋白的小分子（尼泊司他汀），最後再結合我們對藥物分子的穩定性、可溶性、安全性等需求，透過化學手段進一步修改分子結構，直至得到在人體中安全有效的藥物（奧利司他）。這一

套流程直到今天仍然在世界各地的藥物公司中晝夜不停地運轉著，繼續為我們帶來新的藥物，對抗從感冒到癌症的許許多多疾病。

燃燒吧，棕色脂肪！

好了，上面的兩個故事，一個是針對食物攝入，一個是針對營養的吸收，嚴格來說都是通過減少能量的攝入來實現減肥的，不過請別忘了，我們還有一個減肥的可能思路沒有好好探索呢：增強新陳代謝中的消耗。

順道一提，這也是我覺得最有前途的一個減肥藥物的發展方向。前面我們講到的所有減肥藥物，再加上嚴格的節食和運動，能讓患者有 3% ～ 5% 的減重就已經是挺了不起了，這個難以令人滿意的數字背後的原因還是在於吃東西，大量地吃、吃好吃的東西乃是「吃貨」們根深蒂固的本能行為，單純在能量攝入這個角度做文章，很難靠一兩種藥物徹底壓制這種根深蒂固的「吃貨」本能，很容易就讓人進入「不吃」→「饑餓」→「大量進食」的惡性循環，那麼肥胖症患者最怕聽到的詞「體重反彈」，也就難以避免。

而「增加新陳代謝中的能量消耗」，聽起來似乎就不太會有這麼一種「硬約束」了，我們可以參考一下體力活動中的能量消耗，一個高強度訓練的運動員每天消耗的能量是一個每天長時間伏案工作的人的數倍，甚至數十倍。以此類推，人體的

基礎新陳代謝活動如果可以增強，那麼減肥效果應該是立竿見影的。

不過必須事先澄清，新陳代謝活動所消耗的能量，主要是用來維持體溫，促進血液循環、提供組織生長和修復、維持各種細胞的基本功能，例如：合成新的蛋白質、降解壞掉的蛋白、運輸各種營養和能量子等。這裡面的大多數過程都時時刻刻被無比精確地調節著，稍微偏離正軌都是要出大亂子的。比如要是一下子提高了體溫，破壞了大腦溫度控制中樞的正常功能，那麼後果可能就是難以抑制的高燒；要是不小心促進了細胞分裂，可能後果就是瘋狂的細胞增殖和癌症；不小心加速了血液循環，那我們的小心臟能不能承受得了也是個問題。

所以如果真的希望透過促進新陳代謝活動消耗多餘的能量，我們也不能找這些受精密調控、有著重要生理功能的地方入手。不過所幸，人體裡似乎還是有種東西是相對安全的：它看起來唯一的功能就是進行高強度的新陳代謝、消耗能量。

這種東西叫作棕色脂肪，棕色脂肪是相對於我們上文反覆提及的白色脂肪而言。白色脂肪組織就是我們常說的「肥肉」，一個健康的成年人大約有十幾公斤的白色脂肪組織，它們最主要的功能就是儲存大量的脂肪分子，為身體儲備緊急狀態下所需的能量，當然在瘦體素的故事裡，大家也能看到，白色脂肪並不僅僅是惰性的、無用的，甚至是有害的贅肉，它能夠通過分泌包括瘦體素在內的各種信號分子，積極地參與身體的代謝。

而與白色脂肪細胞相比，棕色脂肪細胞無論從發育來源、

細胞形態還是生理功能上都有本質上的差異，它的內部大量囤積了一種叫作粒線體的細胞機器，這種細胞機器帶有大量的鐵離子，讓棕色脂肪呈現出深棕的色澤，既然名字裡還是有脂肪兩字，這些棕色脂肪細胞裡當然也有富含脂肪分子的脂滴（只不過要小一些、多一些），但是特別有趣的是，和白色脂肪的功能恰恰相反，棕色脂肪的功能不是儲存脂肪，而是燃燒和消耗脂肪！（圖 2-8）

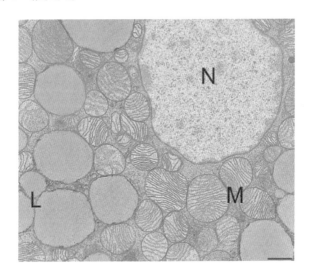

圖 2-8

顯微鏡下的棕色脂肪細胞。細胞內那個很大的圓形結構是細胞核（N），那些較小的、內部均一的結構是小脂滴（L），而數量眾多的、內部呈現片層結構的圓球就是粒線體（M）。可以看出，棕色脂肪細胞幾乎都被粒線體佔據了。粒線體是我們身體細胞的能量工廠，能夠通過生化反應產生能量分子三磷酸腺苷，為細胞內的各種新陳代謝活動供能，與此同時也會產生部分無法再利用的熱量。然而在棕色脂肪細胞中，粒線體活動不產生三磷酸腺苷，所有的能量都全力以赴地用來生產熱量——這個原本的粒線體工廠的副產品。

　　早在 20 世紀初，科學家們就已經在各式各樣的哺乳動物體內發現這種深顏色的脂肪組織，並且證明這種組織的功能就是為身體產熱：在寒冷的環境裡，棕色脂肪細胞瘋狂工作，將大量的脂肪分子投入粒線體中的化學反應爐，燃燒脂肪產生熱量，但人類身體裡是否存在棕色脂肪，以及這些組織對人體有什麼用處，一直以來我們卻不太清楚，直到 1972 年，愛爾蘭科學家茱麗葉·西頓（Juliet Heaton）才利用人類屍體標本，仔細觀察了人類棕色脂肪的分布和數量，她找到了強而有力的證據說明，人類屍體中也存在著類似的棕色脂肪，她特別注意到，新生嬰兒體內廣泛分布著棕色脂肪組織，其功能可能是為體溫調節功能尚不完善的嬰兒供暖，這大概是傳說中嬰兒不怕冷的科學依據──爸爸媽媽們確實不需要給寶寶們裹太多的衣服，他們都是自帶產熱功能的！（圖 2-9）

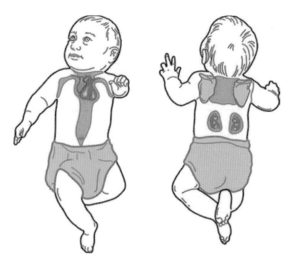

圖 2-9
嬰兒體內棕色脂肪組織的分布。

　　到了 2009 年，三個實驗室同時發表論文，利用新型成像技術——PET-CT（正子斷層造影術）——在健康的成年人體內即時檢測到棕色脂肪的活動，活著的成年人身體裡是否存在棕色脂肪的問題才就此定案。（圖 2-10）

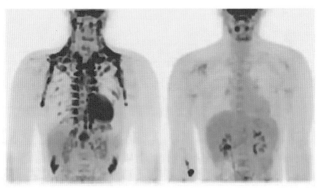

圖 2-10

PET-CT 成像下，成年人體內的棕色脂肪。左圖為 16 攝氏度的環境溫度，右圖為 25 攝氏度的環境溫度，可以看出，低溫明顯地啟動了棕色脂肪。

　　可千萬不要小看了成年人體內區區幾十克的棕色脂肪。全力以赴工作的時候，每公斤棕色脂肪的燃燒功率高達 500 瓦，可以和家裡用的微波爐相媲美，根據計算，成年人體內這麼區區 50 克的棕色脂肪如果保持高效工作，一年可以消耗掉多達 4 公斤的白色脂肪！人體棕色脂肪被最終確認之後，大量的研究立刻如火如荼地展開。人們試圖從各個角度理解棕色脂肪，希望知道它們是怎麼產生的，又是怎麼死亡消失的，是如何被寒冷的氣溫所啟動，是怎麼產熱的，又是如何消耗脂肪的……這些研究的路徑各不相同，但目的卻相當單純：找到一個辦法增加或者啟動人體中的棕色脂肪，讓棕色脂肪幫助我們燃燒更多

的能量，消耗身體裡多餘的贅肉。

那麼怎麼才能讓「棕色脂肪」知道它得開始工作，要開始燃燒了呢？我們可以從外界刺激開始研究，早在棕色脂肪被發現之初，人們就意識到寒冷的環境能夠快速啟動棕色脂肪的產熱功能。幾年前，日本和澳大利亞的科學家們甚至拿活人做了實驗，發現把人關在寒冷的房間裡，每天幾個鐘頭，確實可以有效地啟動棕色脂肪的活動。

這背後的機制是什麼呢？要知道，包括人在內的哺乳動物都是恆溫動物，只要動物不被凍死或者冷得快要凍死，體溫總是維持在一個範圍內，是很難被環境溫度所改變的，那麼深藏在動物身體「裡面」的棕色脂肪組織，又是怎麼知道現在「外面」很寒冷呢？

很快大家發現，在顯微鏡下的棕色脂肪組織切片上總是連著一些神經細胞的末梢，後來大家知道這些神經末梢屬於身體的交感神經系統，這樣一來問題就清楚了，當環境溫度下降時，位於皮膚深層的感覺神經首先感覺到了寒冷，之後利用神經信號將訊息傳導給了大腦深處位於下視丘的溫度調節中樞，進而讓大腦「感覺」到了寒冷，之後，這一中樞再繼續將溫度訊息傳遞給了交感神經系統，間接地把體感溫度「通知」了棕色脂肪：外面冰天雪地的，你可以開始工作供暖了。

這些資訊告訴我們，如果我們能夠發明一種藥物，類比交感神經系統的「通知」信號，就能夠直接啟動棕色脂肪，這樣一來人就不需要忍受嚴寒也可以燃燒脂肪了。更妙的是，交

感神經系統的「通知」信號其實人們早就知道了——就是兩種小分子化學物質：腎上腺素和正腎上腺素。與此相對應的，在棕色脂肪細胞的表面富集著一種特殊的腎上腺素受體蛋白（簡稱 β3-AR），因此理論上來說，只要能發明一種藥物，特異性啟動這種特殊的腎上腺素受體蛋白，應該就能夠類比寒冷「信號」，讓人體燃燒脂肪了。

2015 年 1 月，美國哈佛醫學院的科學家們證明，一種名為米拉貝隆（mirabegron）的藥物能夠明顯啟動健康人體內棕色脂肪的活動。服用米拉貝隆之後，每個健康男性每天平均多消耗了兩百多卡的能量，這其實是一個不錯的開端，預示著未來也許我們可以設計更好的藥物，更有效、安全地啟動我們身體裡的棕色脂肪，提高身體的新陳代謝活動，進而燃燒脂肪，降低體重。

當然，科學家們挑了米拉貝隆這個藥來做實驗可不是單純的誤打誤撞，米拉貝隆其實是 2012 年上市的一種藥物，用來治療膀胱過度活動症（也就是俗稱的尿頻和尿失禁），更重要的是，它本身就是一個腎上腺素受體 β3-AR 的特異性啟動劑！

老藥新用

米拉貝隆治療肥胖症的研究，是老藥新用的一個精彩案例，在醫學史上，有許多經典藥物被不斷地發掘出全新的臨床用途，比如上市超過百年的阿斯匹靈，原初用途是止痛退燒。但在臨床

使用中逐漸發現它也有很好的抑制血小板凝集、預防血栓和心肌梗塞的效用。特別是在 1970—80 年代，人們逐漸開始理解阿斯匹靈是通過抑制前列腺素生成，達到止痛退燒和預防血栓的雙重功能，因此在 20 世紀末，阿斯匹靈的這一全新用途正式進入藥品說明書和各國的臨床指南。沙利度胺（thalidomide）是另一個老藥新用的經典案例，這種藥物在 1950 年代曾作為抗妊娠反應藥物在歐洲和日本廣泛使用，其副作用導致孕婦流產率和畸形胎兒數量大幅上升（畸形嬰兒往往上肢短小，被稱為海豹肢），於是很快被勒令下市。但是近年來發現沙利度胺對紅斑性狼瘡和某些癌症有很好的治療效果，這種曾經千夫所指的藥物再次有了新生命，值得一提的是，老藥新用的基礎往往是人們對於疾病發病機制和藥物作用機制的更深理解，當然很多時候也需要一點點好運氣。

　　說起來有趣，名叫 β3-AR 的腎上腺素受體除了在棕色脂肪細胞裡大量存在之外，也富集在控制膀胱活動的肌肉裡，並且參與調節了膀胱的收縮和舒張。換句話說，控制棕色脂肪燃燒和調節膀胱活動的「信號」恰巧是同一個，這個巧合被科學家們移花接木到肥胖症的治療裡來了，米拉貝隆本身也許並不能直接被用來當作肥胖症藥物（我們必須考慮到它調節排尿活動的「副」作用），但是米拉貝隆的「意外」療效，至少說明通過腎上腺素系統來類比寒冷「信號」，促進棕色脂肪的燃燒，進而提高人體的新陳代謝活動，是一種值得探索的減肥新途徑。

　　那麼其他途徑呢？我們能不能用藥物模擬棕色脂肪細胞的誕生環境，讓機體生成更多的棕色脂肪細胞？我們能不能促進白色脂肪向棕色脂肪轉變？或者阻止它們衰老和死亡？甚至，能不能乾脆在試管裡人工催生更多的脂肪細胞，再通過外科手術直接為人體移植更多的棕色脂肪？至少，米拉貝隆的故事給了我們不少信心，讓我們相信，這些方法也許能夠在不久的未來帶給我們更好的減肥藥物。

　　從兩隻不知道為什麼那麼胖的小老鼠到瘦體素分子的發現，從麻黃湯到減肥藥氯卡色林，從儲存能量的白色脂肪到燃燒能量的棕色脂肪……從這些故事裡，我相信你們能看到科學發現步步前行的堅定足跡，我相信，關於我們身體裡的脂肪，還有更多的祕密等待著發掘和探索。

　　而這些仍在迷霧之中，卻終有一天會被人類智慧所照亮的奧祕，也一定會幫助我們更好地瞭解自己的身體，更好地照顧自己的身體。

Chapter 3

•

血管裡的脂肪

• • • •

　　如果有過量的脂肪堆積在我們的肚子上或者手臂、腿上，我們會立刻意識到太胖了，要開始注意自己的飲食和運動了，但是過量的脂肪也會累積在我們看不見的地方，比如我們的血管裡，進而導致一種沉默的疾病——高血脂。血管中過量的脂肪堆積會導致動脈粥樣硬化（圖 3-1），誘發包括組織缺血、心臟病和腦中風在內的各種心血管疾病。這是一種讓你根本無從察覺、只能利用實驗室檢驗技術加以識別的疾病；這也是一種可以在長達幾十年的時間裡悄無聲息、卻也可以在幾分鐘內帶來永久性的傷害乃至死亡的疾病。在這一章裡，讓我們聊聊血管裡的脂肪，聊聊這些脂肪的由來和危害，聊聊那些能夠有效治療高脂血症的藥物，也聊聊這些知識背後的科學家和他們的傳奇故事。

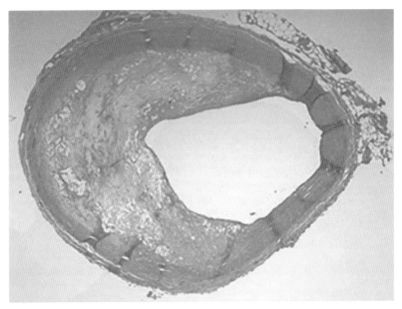

圖 3-1

顯微鏡下發生動脈粥樣硬化的血管。圖片當中白色的空腔就是血管，可以清晰地看到，血管內壁左側出現了巨大的血管斑塊，這種斑塊的形成是血管裡脂肪水準過高的直接結果，這種由脂肪分子、免疫細胞和肌肉細胞組成的複雜組織，可以在數十年的時間裡緩慢地堆積增大，進而影響到血管壁的彈性（這也是「動脈硬化」一詞的由來）和血管的供血能力，而血管斑塊如果突然移動或破裂，則可能產生危及生命的心臟病和腦中風。

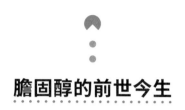

膽固醇的前世今生

沉默的殺手高血脂

在上一個章節裡，我們已經聊過了肥胖症──一種與現代生活方式如影隨形的疾病，而在工業革命對人類健康的全面挑戰中，我們面臨的絕不只是肥胖這一個問題。

大家大概都對「高血脂」這個名詞不陌生，這種沒有什麼明顯臨床症狀，大多數時候只能依靠各種檢驗技術才能確定的疾病，已經伴隨著中國工業化的程度慢慢地從王謝堂前走向尋常百姓，從中心城市走向集鎮農村，從高冷的醫學名詞變成了大眾流行語。而更值得警惕的是，歷史的經驗告訴我們，高血脂及其可能導致的例如動脈硬化、心臟病、腦中風等各種心血管疾病，將會宿命般長期而深刻地影響每個中國人的生活。

作為後發展的工業國，我們可以借鑑美國的經驗，如果跨越百年光陰，比較美國 1900 年和 2010 年之間疾病版圖的變遷，我們會發現許多深刻的變化，它們或許會幫助我們預測中國人未來將要面對的健康挑戰。

透過美國的資料我們可以看到，一個多世紀前人們束手無

策的許多致命疾病，已經被成功地封印在實驗室或教科書裡。肺結核的病死率從每 10 萬人接近 200 人降低至不到 1 人；消化道感染的每 10 萬人

病死率也從上百人降低至寥寥幾人。整體而言，在 20 世紀初的美國，感染性疾病是第一大死因，接近一半的死亡要歸咎於感染性疾病，而到今日，感謝抗生素和各種疫苗的發明、社會公共衛生系統的發展和社會動員力量的增強，僅有不到 3% 的死者可歸咎於感染性疾病。

與之形成鮮明對比的是，百年間死於心血管疾病的人數始終在緩慢上升，從每 10 萬人中不到 150 人上升至約 200 人，這一比例甚至超越了癌症，成為當代美國當之無愧的疾病之王。

當然，我們必須承認，心血管疾病版圖擴張的首要原因其實是平均壽命的延長，換句話說，是科學、臨床醫學和社會組織力量的進化，使得許多可能在一百年前會因為感染性疾病和意外事故早逝的人，今天可以安全地活到罹患心血管疾病的年紀——對於早逝的人們來說，心血管疾病反而是一種奢侈品。但是這個變化本身就說明，隨著社會發展程度的提高，未來的中國人也極有可能像今天的美國人一樣，面臨著心血管疾病的長期挑戰和困擾。

事實上，中國衛生部的資料也清楚顯示，出現高血脂問題的中國人可能已經超過一億人，發病率已經在迅速逼近發達國家的水準，而高血脂引發的心血管疾病，也已經成為威脅現代中國人健康和生命的頭號殺手。

　　在這些疾病的陰影下，許多生於困難年代的中國人在終於慶幸可以不再挨餓、不再需要為明天一家老小的口糧擔憂之後沒多久，就不得不開始面對一個嚴酷的現實：吃飽肚子，真的只是走向健康生活的第一步而已。他們不得不開始艱難地改變著自己形成於饑餓年代的頑固生活習慣，時刻提醒自己少吃主食、少吃油膩、減少糖鹽攝入、控制飲食總量、增加規律的運動，而這一切都並不容易。別忘了，我們的「吃貨」身體，本來就是為食物短缺的環境所準備的！在進化歷史的絕大多數時間裡，貪吃多吃這樣的「吃貨」本能，不光不是缺陷，反而是動物生存和繁衍的巨大優勢。其實，這些年來在報紙上、網路上、微信上流傳的各式各樣的健康生活「偏方」、「祕訣」、「小竅門」恰如其分地反映了中國人的集體焦慮：面對醫生和各種專家口中的生澀醫學名詞，面對這些近乎顛覆價值觀的健康生活習慣，我們該相信什麼？我們該怎麼辦？有沒有簡單的、能讓人聽得懂記得住的方法，能夠一勞永逸的解決困擾我們健康的問題？

　　遺憾的是，至少到今天為止，科學家們和醫生們對這些問題並沒有得到芝麻開門式的、通俗易記、一勞永逸，而且費用低廉的解決方案，從某種程度上，這也更進一步加重了我們對自身健康的集體焦慮，並助長了各種似是而非，甚至是謀財害命的資訊擴散。

　　於是，我想和大家好好聊聊這些疾病背後的科學。到底什麼是高血脂？為什麼高血脂如此危險？面對五花八門的防病治

病的「竅門」、「祕方」，我們怎樣才能擦亮眼睛看清楚？

　　我們通常所說的高血脂，學名叫作
高脂血症，如果說我們之前聊過的肥胖症
可以理解成是脂肪在身體各個器官過度
堆積導致的疾病，那麼高血脂就是我們
的血管中脂肪含量過高所產生的疾病（圖
3-2）。絕大多數高脂血症患者的發病與
其後天生活環境有密切的關係，實際上，
兩種由過量脂肪導致的疾病——肥胖症和
高血脂——之間還有著密切的聯繫，大量
的流行病學分析告訴我們，肥胖症和高
血脂往往如影隨形同時出現：體重超重
的人更容易出現高血脂，而高血脂人群
出現肥胖症的機率也更高，血液中脂肪
過多，會有什麼後果呢？

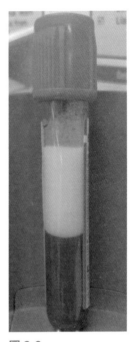

圖 3-2

高血脂患者的血液樣
品。可以看到，稍加
沉澱後，大量密度較
低的黃色脂肪漂浮在
紅色血漿的上方。

　　可以想像一下攜帶了泥沙的河水，
就像泥沙能夠遲滯河水的流動、能夠淤
積在河床的底部，血管中流動的脂肪也
會減慢血液在血管中的流動速度，而血
液中的脂肪顆粒也會在血管壁上逐漸聚集和沉澱，阻礙血液的
順暢流通。如果脂肪沉澱只是偶然出現，我們身體的免疫細胞
會準確地定位到這些沉澱，並通過細胞的吞噬作用清理掉它們，
然而如果血管中長期、過量地出現脂肪沉積，我們的免疫系統

就心有餘而力不足了。更要命的是,當沉積的脂肪顆粒遠遠超過免疫細胞的處理速度時,前來清理的免疫細胞會大量的破裂死亡,殘存的免疫細胞碎片反而會起到固定脂肪顆粒的作用。如此滾雪球般的後果就是,圍繞脂肪顆粒逐漸累積起柔軟而堅韌的蛋白質網路,甚至還包裹上一層厚厚的肌肉細胞,就像血管內長了老繭一樣,將血管逐漸變得狹窄閉塞,與此同時,為了適應逐漸變得狹窄和擁擠的血管,血管壁的肌肉會不斷地擴張,讓血漿和各種血液細胞能夠順利通過。一方面生了厚厚的老繭,一方面又被拚命地擴張繃緊,雙管齊下的後果就是血管壁的「彈性」變得很差,一種名為「動脈粥樣硬化」的疾病就此產生了。

這是高血脂的第一個直接後果,高血脂是沉默的殺手,血管斑塊的形成往往需要幾年甚至幾十年的時間,它們會在青少年時期就開始形成,但是可能人過中年才會開始逐漸引發各種能夠為人察覺的臨床症狀。結構較為穩定的血管斑塊會長期影響人體的局部血液循環,造成供血不足和相應組織缺血,而那些不太穩定的血管斑塊就更加兇險:它們一旦破損,斑塊內大量的內容物(主要是脂肪分子、蛋白質等)就會洩漏出來,引發血小板的聚集和凝結,在極短的時間裡形成血栓,阻塞血液的流通。

我們知道,直徑僅有幾微米的血管為我們的全身組織持續地運輸著氧氣和養料,因此一個肉眼見不到的微小血栓就可以徹底阻塞整條血管,在數分鐘內徹底殺死相鄰的組織和細胞,

如果為心臟供血的冠狀動脈出現了粥樣硬化和血栓，將會誘發惡名昭彰的冠心病——這種疾病每年在全世界殺死超過七百萬人；而如果為腦部供血的血管出現阻塞，其後果就是每年在全世界帶走超過六百萬條生命的腦中風。

更要命的是，從血脂異常升高到動脈粥樣硬化，再到出現真正的血管阻塞和各種心血管疾病，其週期可能長達幾年甚至幾十年。在很多時候，在冠心病或腦中風出現、帶走我們健康和生命的前一秒，我們都還完全沒有感覺到自己的身體裡隱藏著數不清的、肉眼難以察覺的隱形殺手。

不過，我們並沒有必要悲觀絕望，就像每個硬幣都有兩面，彷彿在為人類過去幾個世紀的工業化成就高唱輓歌的「富貴病」、「現代病」高血脂，其實從某種程度上也能折射出生物醫學研究和製藥工業的光輝成就。

在超過半個世紀的不懈努力之後，我們對脂肪分子在身體內的整部生命史都瞭若指掌，我們知道食物中的脂肪如何被消化系統分解吸收，知道它們如何被運輸到身體各個器官進行處理、儲存和利用，我們也知道身體裡儲藏的脂肪分子如何被合成和降解。大規模流行病學的研究為我們清晰地描繪了高血脂的風險因素，幫助我們更好地規劃自己的生活方式，而與之相呼應的，種類繁多的降血脂藥物在過去數十年的臨床實驗中，在降低血脂、預防和治療各種心血管疾病方面取得了令人驕傲的成就，隨著科學研究的深入，更新更有效的高血脂治療藥物也已經呼之欲出。

　　圍繞高血脂這個沉默的殺手，人類在認識自身奧祕和改善自身健康的道路上走出一條漂亮的螺旋上升曲線。

　　就讓我們講講這背後的科學故事吧。

雙面膽固醇

　　既然在說高血脂，故事的主角當然就是血管裡的脂肪了首先得澄清一個常見的誤解，我們血管裡的脂肪分子可不是簡簡單單的就那麼溶解在血液裡然後流向全身的，有點生活經驗的人都知道油水不相容，高度疏水性的脂肪分子是不能溶解在血液裡的，再加上脂肪的密度要明顯低於水，因此真要是把脂肪分子簡單地加到血液裡，流不了多久脂肪就會分層並且漂浮在血液上方，像是一杯開水上漂浮著一層油。因此在人體裡，脂肪分子的運輸是通過一種叫作「脂蛋白」（lipoprotein）的交通工具，脂蛋白就像是血液中運載脂肪的潛水艇，潛水艇的外觀是直徑幾十奈米的小圓球，潛水艇的外殼是蛋白質分子和磷脂分子聚合而成的，而每艘潛水艇的內部可以裝載大約幾千個脂肪分子，藉由這種微型交通工具，脂肪分子可以方便快捷地穿梭在身體的各個器官之間。

脂蛋白 —— 血液裡的微型潛水艇

　　脂蛋白就是運載脂肪穿梭在血液中的交通工具，脂蛋白從大

到小,可以粗略分為直徑上百奈米的乳糜微粒(chylomicron)、直徑 30 ～ 80 奈米的極低密度脂蛋白(very-low-density lipoproteins, VLDL)、直徑 25 ～ 50 奈米的中密度脂蛋白(intermediate-density lipoproteins, IDL)、直徑 18 ～ 28 奈米的低密度脂蛋白(low-density lipoproteins, LDL)和直徑 5 ～ 15 奈米的高密度脂蛋白(high-density lipoproteins, HDL)。為什麼直徑越大密度越低?原因也很簡單:直徑越大的脂蛋白能裝載的脂肪分子越多,而脂肪分子的密度是要小於水的,在這幾類脂蛋白裡,極低密度脂蛋白主要是用來裝載三酸甘油脂的,它幫助把肝臟合成的三酸甘油脂運輸到脂肪組織儲存起來;而低密度脂蛋白與高密度脂蛋白的主要乘客則是另一種脂肪分子膽固醇。值得注意的是,幾類脂蛋白之間可以快速地相互轉換,比如極低密度脂蛋白在三酸甘油脂乘客離開之後,就會變成低密度脂蛋白重新回到肝臟,接送新的乘客;而高密度脂蛋白可以在血管裡「檢漏」從低密度脂蛋白那裡掉隊的膽固醇乘客,順道一提,當我們在講血液裡的脂肪時,我們大多數時候說的其實是所有被脂蛋白所裝載的脂肪分子。

脂蛋白潛水艇的乘客,主要是兩種脂肪分子:三酸甘油脂和膽固醇。在上一章肥胖症的故事裡,我們已經講到過三酸甘油脂,這種長相有點像三叉戟的脂肪分子是人體最重要的能量儲備,正常情況下,每位成年人身體裡都會儲存幾公斤乃至十幾公斤的三酸甘油脂,因此三酸甘油脂的運輸是順理成章的事情:這種能量分子時而需要被運送到脂肪細胞裡儲存起來,時而需要離開脂肪細胞,為身體各個器官提供能量。

而這個膽固醇又是幹什麼的呢？它為什麼也要一刻不停地穿梭在血管裡呢？

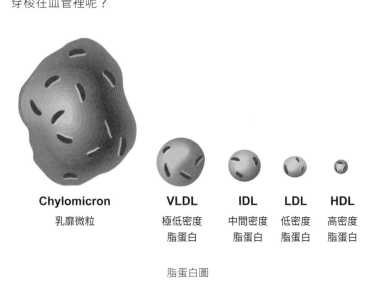

Chylomicron
乳靡微粒

VLDL
極低密度
脂蛋白

IDL
中間密度
脂蛋白

LDL
低密度
脂蛋白

HDL
高密度
脂蛋白

脂蛋白圖

這個話題說起來，帶著點歷史的奇妙轉折。

在今天的生活裡，膽固醇這個詞甚至一開始就帶有某種貶義色彩。

說到膽固醇，人們普遍關心的話題主要是膽固醇為什麼太高、膽固醇高了怎麼辦、吃什麼可以降低膽固醇，換句話說，膽固醇似乎是一種人們希望避免的壞東西。（下頁圖 3-3）

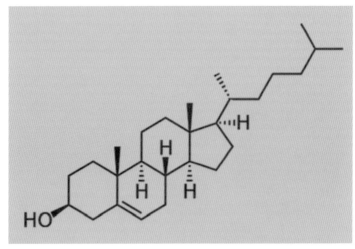

圖 3-3

膽固醇的化學結構式：既是生命所必需，又是健康的殺手。

然而有趣的是，在百年前的歐洲大陸，人們的主流認知居然正好相反。

那個時候，人們已經知道膽固醇是我們身體的重要組成部分，是人體維持良好功能的關鍵要素之一，於是科學家和醫生們建議，保持一定量的膽固醇攝取對身體健康非常重要，如果你是一個素食主義者（注意：植物中的膽固醇含量很低），你的家庭醫生和親朋好友可能還會好心地建議你定期服用膽固醇藥丸以維持身體健康！

事實上，「膽固醇」（cholesterol）這個名字的來歷就從某種程度上反映了這種認知。18 世紀中葉，一名法國醫生從患者的膽結石中提取和發現了膽固醇這種物質，很快地人們意識到膽固醇分子正是膽汁合成的重要材料——換句話說，膽固醇對

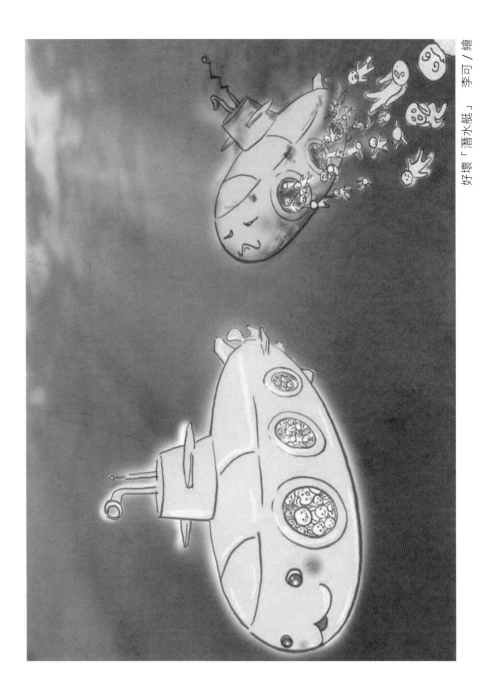

好壞「潛水艇」 李可／繪

　　在人體裡，脂肪分子的運輸是通過一種叫做「脂蛋白」（lipoprotein）的交通工具，脂蛋白就像是血液中運載脂肪的潛水艇，潛水艇的外觀是直徑幾十奈米的小圓球，潛水艇的外殼是蛋白質分子和磷脂分子聚合而成的，而每艘潛水艇的內部可以裝載大約幾千個脂肪分子，藉由這種微型交通工具，脂肪分子可以方便快捷地穿梭在身體的各個器官之間。

　　血液中的膽固醇分子大多裝載在尺寸不同的脂蛋白「潛水艇」裡，而不同尺寸的脂蛋白又有著不同的生物學功能。有兩種脂蛋白和我們的故事密切相關：尺寸較大的低密度脂蛋白和尺寸較小的高密度脂蛋白。低密度脂蛋白經常被叫做「壞」膽固醇，在正常情況下，低密度脂蛋白負責將維繫細胞生命的膽固醇分子運送到身體的各個角落，但是低密度脂蛋白會時不時在血管中洩漏出一些膽固醇，這些膽固醇就容易累積在血管壁上形成斑塊，甚至引發動脈粥樣硬化。

　　相反地，高密度脂蛋白被稱為「好」膽固醇，它們可以在血管裡重新吸收和清理那些膽固醇分子，在臨床實驗中，低密度脂蛋白的水準與心血管疾病的發病呈正相關，而高密度脂蛋白的水準則與這些疾病呈現負相關。

於消化系統的功能非常重要，而膽固醇這個名詞本身就描述了一種對於「膽」（chole-）非常重要的「固醇」（-sterol）類化學物質，後來人們又陸續發現，膽固醇還是各種激素合成的重要材料——這裡面包括幾種鼎鼎大名的性激素（孕酮、雌激素和睪酮）。

當生物學研究進入微觀時代之後，人們更是發現了膽固醇另一個更為本質的生物學功能。

借助顯微鏡這一偉大發明，人們從 19 世紀開始逐漸在微觀尺度上瞭解生命的本質。德國植物學家施萊登（Matthias Schleiden）和動物學家施旺（Theodor Schwann）

（圖 3-4）先後提出，不管是多麼複雜的生物體，都是由無數個尺度在微米級別的所謂「細胞」構成的。單個的細胞雖然微小，卻具備相對獨立的結構和生理功能。革命家恩格斯將細胞學說、能量守恆定律和進化論並稱為 19 世紀自然科學的三個偉大發現。正是因為細胞學說的建立在哲學意義上把複雜難解的生命現象還原到了微米尺度的物理單元——細胞的水準上。

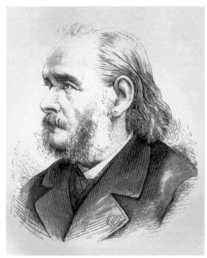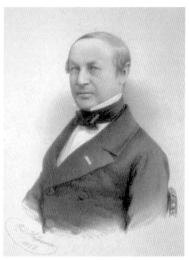

圖 3-4

德國植物學家施萊登（左）和動物學家施旺（右），細胞學說的集大成者。
他們建立的細胞學說真正將神祕的生命還原到了簡單的物理現象。

　　從某種程度上說，每個細胞都有著自己獨立的生命，緻密
的細胞核裡隱藏著細胞完整的遺傳信息，粒線體為細胞的生存
提供能量，數不清的蛋白質分子在細胞液裡忠實地執行著複雜
多樣的生理功能，每個細胞都由一層薄薄的膜包裹起來，維持
著細胞的獨立存在和完整形態。

　　說來有趣，儘管科學界早在 19 世紀就接受了生物體由細胞
組成的理論，而這個理論的一個顯然推理就是細胞之間一定存
在著某種結構，能防止細胞間的物質自由地流動，但是這個被
稱為細胞膜的結構要到近百年後的 20 世紀中葉才在電子顯微鏡
下第一次被清晰地看到。原因很簡單，細胞膜實在是太薄了！
一般而言細胞膜的厚度不到 10 奈米──還不到一根頭髮絲直徑

的萬分之一，不到一個細胞直徑的千分之一。而要到 1972 年，
第一個被廣泛接受的細胞膜結構模型——流動鑲嵌模型——才呱
呱墜地，在這個模型圖裡，單層細胞膜由兩層磷脂分子緻密排
列而成，在細胞膜上鑲嵌的各種蛋白質分子嚴密地控制著每一
個微小細胞的大小、形狀以及它們與外界的交流。（圖 3-5）

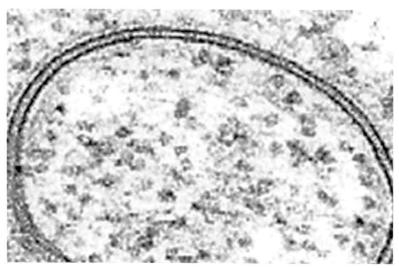

圖 3-5

電子顯微鏡下的磷脂雙分子層。可以清晰地看到雙層緻密、深色的膜結構
包裹了一顆囊泡。

　　膽固醇正是細胞膜上最重要的「鑲嵌」物質之一，它為細
胞膜賦予了活力，正是有了膽固醇，細胞膜才有了充分的流動
性，讓上面的蛋白質分子可以經常自由地移動位置，也正是借
助膽固醇，細胞膜才可以在需要的時候改變形狀，隨意延展、
折疊，吞入或者吐出各種物質，如果沒有膽固醇的存在，細胞
膜會在一瞬間固定、僵死、失去生機勃勃的活動性。

　　因此看起來，「膽固醇是好的」似乎才應該是先驗的、毋庸置疑的說法，倒是如果有人想危言聳聽地告訴我們膽固醇是「壞」的，則必須要出示足夠的證據才行，而且基於「驚人論斷必需驚人證據」的道理，我們需要看到邏輯上完美無缺的證據鏈，才能相信膽固醇的壞處，才能放心地服用醫生為我們開的降膽固醇藥物，否則，誰知道他們是不是在譁眾取寵，甚至是在騙我們的血汗錢？

　　這就引出了一個更有普遍意義的問題：當我們聽到關於某種物質對健康有害的言論時，該如何判斷這句話的正確性？

　　膽固醇正是幫我們做一次思維訓練的絕佳機會。因為它一方面是維持生命功能的必需物質，而同時又確實被主流醫學界、科學界和衛生政策制定者們共同認定對人類健康有巨大的威脅。

　　這裡提供大家一點小竅門：對於一種聲稱是威脅健康的物質，我們應該積極確認它是否部分滿足了以下三方面的證據：流行病學的證據、科學研究的證據以及臨床醫學的證據。至於類似「我家鄰居大媽的弟妹因為吃了×××英年早逝」，或者「80% 的菁英人士信賴並推薦××」的宣傳，大家大可以一笑置之。

　　所謂流行病學的證據，是指在成千上萬的調查當中，是否某種食物或某種物質的水準和人體健康呈現出了清晰的相關性。以膽固醇為例，1960 年代美國明尼蘇達大學的生理學家就做了這樣的研究，採集了全球 1.5 萬個血液樣本並分析了其中

的膽固醇水準，他們的研究發現，血液中膽固醇的含量與心臟病發病率呈現清晰的線性相關。日本小漁村裡天天吃海鮮的漁夫體內膽固醇水準較低；而食用大量動物油脂的芬蘭獵人體內膽固醇含量較高。兩個人群膽固醇水準的差距可以達到兩倍，而冠心病發病率則相差有八倍之多！流行病學研究清晰地提示，血液中過高的膽固醇水準可能是冠心病發作的罪魁禍首之一。

然而，流行病學研究的致命弱點是只能體現兩件事之間的相關性，而相關性不一定代表因果性。舉一個簡單的例子吧，如果我們在中國城鎮居民中做個服裝和疾病的大規模調查，我們估計會看到，經常穿西裝和襯衫的男性比穿圓領衫上班的男性心血管疾病的發病率高，但是我們能不能直接得出「穿西裝會導致心血管疾病」的觀點，甚至開始著手提倡「簡約著裝、關愛健康」的腦殘口號呢？不能。因為這兩個事件雖然相關卻不見得存在因果關係，比如更可能的解釋是，並非穿西裝就會導致心管疾病，而是在穿西裝上班的人群中，有很大的比例從事的是高強度工作，這些人工作壓力大、多油膩飲食、缺乏睡眠和運動，而這些不良的生活習慣才是導致心血管疾病的禍首。

相關性和因果性的區別

總是同時出現的兩件事物，不見得存在必然的因果關係。比如我們可以大膽宣稱，冰淇淋銷售量與鯊魚攻擊人的數量高度相關，都是夏天幾個月最高，冬天最低，甚至兩者升高降低的節奏

都差不多，那麼我們能不能說兩者有因果關係，冰淇淋銷售導致了鯊魚吃人，或者鯊魚吃人刺激了冰淇淋銷售呢？顯然不能。一個更大的可能性是，每當夏天到來時，吃冰淇淋和下海遊泳的人都會同步增加，而下海游泳的人多了，鯊魚襲擊的次數自然隨之上升；冰淇淋銷售和鯊魚攻擊人類都是「夏天到來」這件事引發的。區分相關性和因果性是自然科學研究永恆的主題之一。

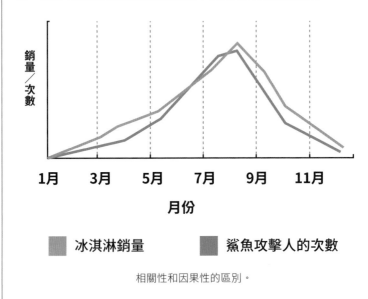

相關性和因果性的區別。

　　因此我們還需要來自第二方面的證據：科學研究證據。在嚴格控制的實驗室條件下，這種食品或物質是不是能夠在實驗動物身上誘導疾病？

　　就拿膽固醇來說，20 世紀初，俄羅斯科學家，後來的蘇聯醫學科學院院長尼古拉·安可切夫就通過科學研究，證明了膽

固醇和動脈硬化之間的因果關係。他持續餵食大量的膽固醇給
兔子吃，發現兔子很快就會出現嚴重的動脈硬化，而這種溫順
的草食動物在正常的情況下一生都不會發生動脈硬化，而後人
們又進一步證明，導致動脈粥樣硬化的血管斑塊中富含膽固醇，
科學實驗的結果就此將膽固醇和動脈粥樣硬化的病變緊緊地聯
繫在一起了，在此後的數十年裡，科學實驗更是幾乎完美地揭
示了膽固醇分子如何堆積在血管壁、如何導致血管斑塊和動脈
硬化，如何繼續引發各種心血管疾病的過程。

　　有了流行病學和科學實驗的證據，大多數情況下我們可以
放心地說某種物質到底會不會對人類健康構成威脅了，但是這
裡面仍然有一個小小的邏輯漏洞：基於實驗動物的結論也許並
不能隨便推廣到人類身上，比如以膽固醇而言，也許它能在兔
子體內引發動脈硬化是因為兔子從不吃肉、對膽固醇格外地敏
感；而在數百萬年前就已經開葷的人類也許對此有足夠的免疫
力？

　　最終來自臨床醫學的證據能夠回答我們的困惑。還是
以膽固醇為例吧，1987 年美國默克公司有一種名叫美乏脂
（Mevacor，學名是洛伐他汀／lovastatin）的藥物通過美國
食品藥物管理局的審核上市銷售，而默克公司的研究者們和臨
床醫生一起密切關注了美乏脂及其類似藥物對於人類健康的影
響，在 1994 年發佈的一項報告中，他們發現血液中膽固醇水
準的下降確實會顯著地降低心臟病發作的機率，在這項大規模
的臨床試驗中，服用降脂藥成功地將患者血液中的膽固醇水準

降低了 35%；而與之相伴的是，患者死於心臟病的風險降低了 42%。在此之後的二十多年裡，在全球又開展了數十項內容相似的臨床試驗，一次又一次地證明美乏脂及其類似藥物能夠有效地控制血液中的膽固醇水準，以及降低膽固醇水準能夠大幅降低患心臟病的風險。

有了來自以上三方面的證據，我們才可以相信「血液中過量膽固醇威脅人類健康」這樣的論斷，才需要嚴肅地對待體檢報告上關於膽固醇的檢測結果和警示資訊，才能夠放心地聽從醫生的處方和指示用藥，積極地控制膽固醇的水準。

而借用膽固醇做例子，我們也可以看到一個簡單的科學聲明背後需要何等嚴密的邏輯和事實支持！以後當你們在報紙上、電視上、微信朋友圈裡看到諸如「吃 ×× 會導致癌症」、「以下幾種食物千萬別碰」的資訊時，可以問問自己，做出這樣論斷的人有沒有提供充分的資訊支持自己的結論。是否有證據顯示食用這些食物的人群確實更容易發生疾病？是否有研究揭示這些食物究竟如何影響人體健康？是否有數據表明如果確實不吃這些食物，人們罹患某種疾病的機率會下降？或者，這種看起來危言聳聽的言論，其實只不過是基於張家大媽李家小弟的個人觀察和道聽塗說？

膽固醇工廠的煞車板

好，現在我們已經確信，血管裡太多的膽固醇分子不是個

好消息，這無疑讓我們更加迫切地希望瞭解膽固醇在我們身體裡的生命史：它是怎麼進入我們身體的？它是怎樣被儲存和運輸的？它是如何被身體加以利用的？它又是如何被破壞和離開我們身體的？

在 1940—50 年代，大量的生物學家（特別是生物化學家）開始進入這個充滿問題的領域。

很快人們知道，我們身體中的膽固醇分子有一小部分需要從食物中獲得，其餘則可以由身體自行合成製造。嚴格來說，人體幾乎所有細胞都有生產膽固醇的能力——考慮到膽固醇對於所有細胞的生存都至關重要，這一點並不奇怪——而肝臟是最重要的膽固醇生產工廠，從數字上看，我們身體每天大約會從食物中獲取 300 ～ 500 毫克的膽固醇，同時自身合成 1 克的膽固醇，血液中的膽固醇濃度被小心翼翼地維持在一個較為穩定和合理的水準——大約就是每 100 毫升的血液中有 150 ～ 200 毫克的膽固醇分子，如果血液中膽固醇水準持續升高，肝臟合成膽固醇的速度就會迅速下降，以避免過多的膽固醇湧入血管。

雞蛋，吃還是不吃？

從故事裡大家已經看到，膽固醇並不需要完全從食物中攝取，我們的身體很大的程度上（大約 70%）可以自我製造膽固醇，如果從食物中攝取了足夠量的膽固醇，那麼我們身體就會相應地減少膽固醇的生產，以避免出現太多的膽固醇。長久以來，營養

學家一直建議人們嚴格控制飲食中膽固醇的攝入量，例如，在美國農業部發布的年度膳食指南中，自 1977 年起就建議成年人每天不要攝入超過 300 毫克的膽固醇，對有心臟病風險的人群而言，膽固醇攝入的建議量更是低至每天 200 毫克，而一顆雞蛋中的膽固醇含量差不多正是 300 毫克。換句話說，營養學家在過去幾十年一直在警告我們：雞蛋最多一天一個，如果已經有心血管問題，那乾脆就少碰雞蛋，但是 2015 年美國農業部的膳食指南突然取消了這條雞蛋「禁令」，他們的理由是，流行病學研究並沒有證據支持膽固醇攝入量和血液內膽固醇水準的相關關係，雞蛋吃得多，並不一定血液膽固醇就高，這裡面的道理倒是很容易設想：既然血液中的膽固醇水準更多是由自身合成膽固醇的快慢決定的，那就沒有太多理由過分擔憂食物中的膽固醇了，當然，不管有沒有官方「禁令」，每個人的健康還需要自己的關注和負責，吃不吃雞蛋、吃多少雞蛋的決定，還是留給你們自己吧。

　　顯而易見，膽固醇研究首先要解決的核心問題就是：人體是如何合成膽固醇的？

　　出生於德國，為逃避納粹反猶主義迫害而被迫移民美國的猶太科學家康拉德・布洛赫（Konrad Bloch）（圖 3-6），幾乎以一己之力在 1950 年代揭示了膽固醇合成的整套機制：這是一套整合了三十多個生物化學反應的複雜系統，這些生化反應像流水線一樣有序地組合在每一個肝臟細胞裡，構成了人體最大的膽固醇加工工廠。

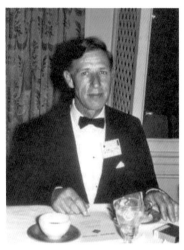

圖 3-6　康拉德·布洛赫。因其對膽固醇合成的深入研究獲得 1964 年的諾貝爾生醫獎。在 1964 年諾貝爾獎頒獎典禮上，頒獎致辭中這麼評價布洛赫的發現：「您的發現可能為我們提供對抗一種人類痼疾──心血管疾病─的有力武器。您的成就使得我們展望未來的時候可以期待，有一天人類不僅僅能夠改善我們的生活條件，還可以改善我們自身。」而這可能也正是所有追逐生命本質祕密的人們的最高理想。

　　然而一個奇怪卻合乎邏輯的事實是，瞭解了膽固醇合成的奧祕，並沒有讓我們水到渠成地理解人類為何罹患高血脂和動脈硬化，更不用說預防和治療心血管疾病了，我們或許可以拿車禍現場做個簡單的類比。一輛高速的賓士轎車在高速公路上橫衝直撞，造成了嚴重的交通事故，倖免於難的司機卻堅稱他並非疏忽大意或者酒後駕車，而是車子突然失去了控制，第一時間趕到現場的交警和技術人員想要真正瞭解汽車失控的原因，僅僅知道發動機的工作原理顯然是不夠的，因為調節車速的，也就是發動機工作效率的是油門和煞車，汽車失控，出問題的大概不是發動機本身，而很可能是油門和煞車這兩個零件。

　　膽固醇工廠的油門和煞車又是什麼呢？是否同樣是因為油門和煞車的故障，才導致血液中的膽固醇水準異常升高，進而誘發出一系列的心血管疾病呢？

　　1972 年，兩個剛剛在美國德州大學達拉斯健康科學中心建

立實驗室的年輕人，決心用自己的智慧和勇氣解決膽固醇合成的調節機制問題。

這兩位三十出頭的年輕人是來自南卡羅來納州的裁縫之子約瑟夫·高爾斯坦（Joseph Goldstein）和來自紐約的銷售員之子麥克·布朗（Michael Brown）（圖 3-7）。因為他們的姓氏中恰好嵌進了兩種顏色（Gold 金色；Brown 棕色），不少中國科學家會親切地稱呼他們「金老頭」和「棕老頭」，而在我們的故事裡他們還風華正茂，就讓我們稱呼他們金帥和棕帥吧。

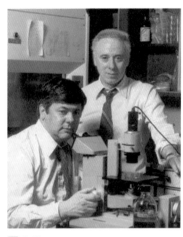

圖 3-7

1975 年的高爾斯坦（右）和布朗（左）。兩位科學家的合作開始於 1970 年代並一直持續到今天，在幾十年的時間裡，兩位科學家和他們的同事們完美揭示了膽固醇合成的調節機理——也就是膽固醇工廠的油門和煞車。

兩位帥哥從建立實驗室的那天起，就把理解膽固醇工廠的煞車和油門作為奮鬥目標。

是不是會有人嘲笑他們年少輕狂、不自量力？然而，就在短短的兩年時間裡，金帥和棕帥發表了兩篇里程碑式的學術論文，宣告他們發現了膽固醇合成的煞車板，而他們的發現更是在之後的三十多年裡拯救了上千萬人的生命。這段故事裡的成功來得如此迅速，我們甚至都來不及編織那種百折不撓、屢敗

屢戰的正統科學「佳話」。

他們做了什麼？他們怎麼做到的？讓我們先再一次回顧一下布洛赫的偉大工作。為了研究膽固醇合成的祕密，他想辦法買來大量富含膽固醇的鯊魚肝臟，鯊魚肝臟的細胞裡永不止息地進行著大規模的膽固醇生產，因此我們可以設想，如果把鯊魚肝臟小心翼翼地剪碎、勻漿、離心沉澱，就可以從中找到膽固醇合成所有的材料和中間產物。基於這個現象，布洛赫創造性地利用放射性同位素標記了膽固醇合成的最初原料（醋酸），再通過追蹤放射性信號的複雜流向，他就能夠觀察到膽固醇工廠生廠線上所發生的每一次變化。

那麼以此類推，如果想找到膽固醇發動機的油門和煞車，金帥和棕帥他們大可以借鑒布洛赫的工作系統，他們可以在這個體外構造的膽固醇合成工廠裡自由添加或者去除某種物質，試驗其對膽固醇合成速率的影響，一切都是現成的，他們只需要多嘗試幾種物質、幾種組合、幾種可能性而已。

然而金帥和棕帥沒有這麼做，他們放棄了這種看起來有點笨，卻可以確保成功的方法，巧妙地利用了一個很容易被忽略的發現。

我們前面已經講過，儘管肝臟是膽固醇主要的合成工廠，但事實上除了肝臟之外，人體的絕大多數細胞都能夠合成膽固醇——當然是在一種異常低效的條件下。金帥和棕帥敏銳地抓住了這個發現，從實驗一開始，他們乾脆就徹底放棄了布洛赫的體系和他所使用的大量肝臟組織，從一種來自人類皮膚的細

胞（學名叫作成纖維細胞）開始了他們的科學探索。

為什麼放棄布洛赫的成熟系統？他們這麼做有一個巨大的好處：人體的成纖維細胞在適當的條件下，可以穩定地在培養皿裡一代代地分裂繁殖，供人們培養和研究，利用這種細胞，兩位帥哥就可以完全拋開對動物模型和動物組織的依賴，直接去研究人體細胞是如何合成膽固醇、又是如何調節膽固醇的合成速度。

於是在他們建立實驗室僅僅一年之後的 1973 年，兩位帥哥就首先確認，培養皿裡的人體細胞確實能夠合成膽固醇，與此同時，金帥和棕帥從這些細胞的提取物中觀察到了一種叫作 HMG-CoA 還原酶（HMG-CoA reductase）的蛋白質，而這種蛋白質——根據布洛赫的研究——正是膽固醇合成過程中最重要的一種催化物質，我們乾脆就叫它「發動機」蛋白好了，這樣一來事情就簡單多了，不需要收集鯊魚的肝臟，也不需要複雜的同位素追蹤，只需要一盤人體皮膚細胞，再監測「發動機」蛋白活性的變化，金帥和棕帥就可以研究人體膽固醇的合成速度是如何被調節的了！

兩個年輕人首先嘗試的，就是把血液——準確地說是去除了紅血球和白血球的血清——加到培養皿裡看看會發生什麼，他們發現血清能夠強而有力地抑制膽固醇的合成，如果把培養液中的血清成分徹底去除，膽固醇合成的速度——以及「發動機」蛋白的活性——會提高十倍以上；反過來，如果再把血清加回到培養皿裡，膽固醇合成速度很快會回到很低的水準。這

個結果立刻提示了一種非常重要的可能性：血清裡應該有一種膽固醇合成的「煞車」物質，找到這種物質，膽固醇合成的調節機制就呼之欲出了。

這種煞車分子是什麼呢？會不會……就是血液裡的膽固醇呢？

膽固醇為膽固醇煞車？

你們先別笑，自己給自己煞車這個簡單到底的想法，其實是有很深刻的道理在裡面，我們已經說過，人體合成膽固醇的速度是受到嚴格控制的，目的就是為了把血液中的膽固醇水準維持在一個狹窄的範圍內，換句話說，如果血液裡的膽固醇太多，那麼膽固醇工廠必須要第一時間被「通知」，然後踩下煞車，減緩生產速度，按照這個負回饋調節的邏輯，膽固醇自己簡直就是得天獨厚的「煞車」分子候選人，都不需要借助協力廠商的傳話，多餘的膽固醇產品自己去通知製造膽固醇的工廠，不是最省時省力的辦法嗎？

好壞膽固醇

我們在前文已經介紹過，血液中的膽固醇分子大多裝載在尺寸不同的脂蛋白「潛水艇」裡，而不同尺寸的脂蛋白又有著不同的生物學功能。有兩種脂蛋白和我們的故事密切相關：尺寸較大的低密度脂蛋白和尺寸較小的高密度脂蛋白。低密度脂蛋白經常被叫作「壞」膽固醇，在正常情況下，低密度脂蛋白負責將維繫

細胞生命的膽固醇分子運送到身體的各個角落，但是低密度脂蛋白會時不時在血管中洩漏出一些膽固醇，這些膽固醇就容易累積在血管壁上形成斑塊，甚至引發動脈粥樣硬化。相反地，高密度脂蛋白也被稱為「好」膽固醇，它們可以在血管裡重新吸收和清理那些膽固醇分子，在臨床實驗中，低密度脂蛋白的水準與心血管疾病的發病呈正相關，而高密度脂蛋白的水準則與這些疾病呈現負相關。

　　於是自然而然地，金帥和棕帥立刻開始驗證這個簡單的想法，別忘了我們已經講過，血液裡的膽固醇分子是以大小不同的各種脂蛋白形式存在的，因此兩位帥哥就準備了不同種類的脂蛋白顆粒，把它們依次加入人類細胞的培養液中，隨後通過膽固醇「發動機」蛋白的活性，密切監測膽固醇合成的速率變化，他們很快發現，如果在培養皿裡加入低密度脂蛋白（也就是我們常說的「壞」膽固醇），就能夠強而有力地抑制膽固醇合成，而其他種類的脂蛋白，包括高密度脂蛋白（常說的「好」膽固醇），都沒有什麼作用，一旦脫離了脂蛋白載體，單純的膽固醇分子同樣無法起到影響膽固醇合成的作用。

　　於是，在一系列簡單而精巧的試驗之後，關於膽固醇合成的煞車機制就呼之欲出了！血液中負責運輸膽固醇的一種脂蛋白──低密度脂蛋──能夠有效地抑制膽固醇的合成，如果我們血液中膽固醇的水準過高，低密度脂蛋白水準也就會隨之升高，而低密度脂蛋白會通過某種此時還未知的機制，抑制細胞

繼續合成膽固醇，進而幫助膽固醇水準回歸正常。

在生命現象的層面，膽固醇自己為自己煞車，毫無疑問是一種簡潔而精確的調節機制。

而在征服疾病的漫漫長途裡，金帥和棕帥的工作，為人們完全掌握膽固醇合成的煞車機制，理解這種精妙的調節機制為何會失控，甚至設計藥物讓它回到正軌，提供了堅實的基礎，不需要大量的動物組織，不需要煩瑣的生化分析，只需要一點點的人類細胞，人類科學家就可以直截了當地觀測膽固醇合成的速度。

而這套系統，很快就要發揮出巨大的威力了。

1973 年的夏天，對於終日籠罩在心臟病和腦中風陰影下的高血脂患者們來說，是段值得銘記的好時光，讓他們重返健康的第一道曙光，已經出現在美國德州遼闊平坦的地平線上。

罕見病患者的無私饋贈

建立了一套簡單的人體細胞研究系統，發現了簡潔精妙的膽固醇合成的煞車機制，已經可以算是功成名就的金帥和棕帥，接下來還要做什麼？

如果從治療疾病的角度出發，一個直截了當的研究思路可以是這樣的：兩位科學家可以在他們的系統裡進行大規模的藥物篩選，尋找那些能夠顯著抑制膽固醇合成「發動機」蛋白的

小分子化合物，這很可能會幫助我們發現無數高血脂患者們期待已久的神奇藥物，而這樣的發現也幾乎肯定會讓他們倆在名垂青史的同時腰纏萬貫，成為知識轉化為財富的最佳代言人。

不過兩位帥哥卻沒有走這條顯而易見的成功之路。古希臘的智者，米利都的泰勒斯被後世稱為科學之父，他因為對科學和哲學的全心追求，生活過得相當拮据，傳說當地有位商人還因此嘲笑他，你研究的東西有什麼用處呢，它們甚至都不能讓你填飽肚子！泰勒斯是這樣回應的：他在來年利用自己的天文學知識成功預測了橄欖豐收，並借機大賺一筆，賺了錢之後的泰勒斯立刻放棄了賺錢的買賣，重新回到自己的思考和研究，我們知道，他其實是在用行動回答這位商人的疑問：我們不是沒有能力賺錢，只是我們有更有趣、更重要的事情要做而已。

是啊，兩位帥哥科學家，也有更有趣、更重要的科學發現在等著他們呢。

他們幾乎是放棄了近在眼前的、直接開發藥物的機會，反而把目光投向了一種極其罕見的遺傳病。通過對這種極端罕見的疾病研究，兩位科學家用一種甚至可以稱得上是戲劇化的方式向我們展現了，看起來曲高和寡的實驗室研究，一種發病率極低的罕見疾病，是如何摧枯拉朽般大大地影響普羅大眾的生活。

故事重新回到 1973 年，就在金帥和棕帥在實驗室裡沒日沒夜地培養細胞、監測膽固醇合成速度的時候，一對憂心忡忡的父母帶著他們 12 歲的兒子約翰·戴斯普塔（John

Despota），走進了美國芝加哥心臟科醫生尼爾‧斯通
（NeilStone）的診所。

約翰從 3 歲起就被持續的病痛折磨著：皮膚下大大小小的
脂肪瘤，不分晝夜的心絞痛，長時間的疲憊無力。在這對絕望
的父母來到芝加哥拜訪斯通醫生之前，他們已經被告知自己的
孩子可能最多只有一年的生命了。

在簡單的檢測和問診過後，
斯通很快確定，自己面前的這個
孩子患有一種叫作家族性高膽
固醇血症的極端罕見病，斯通醫
生知道，這種疾病的發病率大約
只有百萬分之一，患者血液內膽
固醇以及低密度脂蛋白的含量
有正常人的 6 倍之高，很多患者
從 5 歲起就必須要面對冠心病
和心肌梗塞的嚴重威脅，他們當
中很多人會在成年之前就死去。
（圖 3-8）

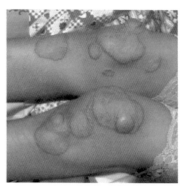

圖 3-8

家族性高膽固醇血症患者的雙
腿，可以 看到高高隆起的皮下脂
肪瘤，這是一種由於遺傳突變導
致的人類顯性遺傳病，在下面的
故事裡，我們會陸續講到這種疾
病的發病機制，同型合子的家族
性高膽固醇血症發病率僅有百萬
分之一。

心情沉重的斯通醫生給小
約翰設計了一整套的治療方案：
吃飯必須嚴格控制脂肪攝入，需
要按時服用包括菸鹼酸和銷膽胺在內的數種藥物，然而小約翰
的病情並沒有得到有效的控制，不得已之下，斯通為小約翰安

的病情並沒有得到有效的控制，不得已之下，斯通為小約翰安排了每兩週一次的全身血液透析，用機器幫助去除小約翰體內的過量膽固醇，可是這樣的手術雖然勉強能讓小約翰保住性命，但確實是太痛苦、太繁瑣、太低效了。

可這已經是整個臨床醫學界對抗這種惡疾的最好辦法了，差不多在這個時候，斯通醫生看到了 1973 年金帥和棕帥發表的學術論文，知道了兩位科學家能夠在體外培養人的皮膚細胞，並利用這個系統研究膽固醇合成的調節機制，於是他取下了一點兒小約翰的細胞，從芝加哥寄往達拉斯。

這些來自小約翰的細胞，也許能幫助科學家們更好地研究這種折磨小約翰的罕見疾病吧。

對於斯通醫生來說，這或許只是勉強安慰自己和小約翰一家人的想法。

他沒有想到的是，這份來自罕見病患者的無私饋贈，最終幫助了人類理解膽固醇合成的全部祕密。

事實上，被金帥和棕帥的研究所鼓舞的醫生們不止斯通一人。1973 年前後，兩位科學家在達拉斯的實驗室收到了好幾例家族性高膽固醇血症患者的皮膚細胞樣品，兩位科學家意識到，利用他們建立的獨特研究方法，也許揭祕這種痛苦疾病的機會已經降臨了。

按照我們已經講過的研究方法，兩位科學家很快把來自患者皮膚的成纖維細胞培養了出來，也監測了這些細胞裡膽固醇

那個膽固醇合成的「發動機」蛋白）。

把這些資料和正常細胞的資料對比，他們發現了一個很奇怪的現象，在常規的細胞培養條件下，患者細胞的膽固醇合成速度要遠快於正常人的細胞，這也不奇怪，這些患者體內的膽固醇水準確實要高於常人。

而如果這時候去除細胞培養液中的血清成分呢？兩位帥哥之前已經知道，這樣的操作等於去除了膽固醇合成的「煞車」，正常人的細胞就會加快膽固醇的合成。而有意思的事情出現了：患者細胞的膽固醇合成速度保持了之前的水準，換句話說，一旦去除煞車，正常人和患者的細胞差不多在按照同樣的高速度合成膽固醇，兩者之間的差別消失了！有煞車的時候，患者細胞比正常細胞合成膽固醇的速度快很多；沒煞車的時候，正常細胞合成速度大幅度提高，兩者的差別不見了。

只剩下一個顯而易見的結論了：患者細胞失去了感知「煞車」的能力。

家族性高膽固醇血症之所以發生，是因為某種未知的遺傳突變，使得這些患者的細胞沒有能力「感受」到血液中的「煞車」分子，因此會源源不斷地合成膽固醇。

兩位帥哥之前的工作已經證明，血液中的膽固醇——或者更準確地說，是裝載膽固醇的低密度脂蛋白——就是膽固醇合成的煞車分子。

那麼，人體細胞又到底是怎樣「感受」到「煞車」分子的

呢？一個簡單並且合乎邏輯的可能性是，低密度脂蛋白也許可以裝載著膽固醇直接穿過細胞膜進入人體細胞，提高了細胞內膽固醇的濃度，進而影響膽固醇合成的速度。

但是這個解釋很快被證明是錯誤的，兩位科學家發現，薄薄的細胞膜對於膽固醇分子來說就像是銅牆鐵壁，根本無法自由地穿過，這說明膽固醇進入人體細胞一定需要通過某種特別的生物學機制。比如，它可能需要打開並穿過某種細胞膜上的「管道」或「大門」才能進入細胞。

為了更詳細地追蹤低密度脂蛋白分子到底是如何與人體細胞發生作用的，金帥和棕帥利用放射性同位素標記了低密度脂蛋白，這樣他們就可以利用放射性信號來大致追蹤低密度脂蛋白的去向了。

他們首先發現，低密度脂蛋白可以與細胞牢牢地結合在一起，進而把放射性信號留在人體細胞的表面，如果同時加入大量沒有放射性的低密度脂蛋白，細胞表面的放射性信號會大大減弱乃至幾乎消失。這個實驗結果是很好理解的：同時加入的低密度脂蛋白分子，無論是否有放射性，都可以結合在細胞表面，那麼當非放射性脂蛋白的數量大大地超過放射性脂蛋白的時候，後者就會被淹沒在前者的汪洋大海裡，而失去與細胞表面結合的機會。

但是接下來的實驗就開始變得有趣了，兩位科學家發現如果兩種脂蛋白不是同時加入，而是有先有後的話，結果就不同了。如果先加入放射性的脂蛋白，經過一段時間之後再加入非

放射性的脂蛋白，細胞膜上的放射性信號就不會減弱乃至消失，而是會持續地、長時間地存在。

　　僅僅是細微地改變一下時間順序，為什麼會出現這麼大的差別？大家可能也不難猜到，他們的實驗結果清晰地指向了幾乎是唯一符合邏輯的解釋。

　　先加入的、帶有放射性的低密度脂蛋白分子，應該是通過某種機制被「搬運」到細胞內了！這樣它們就避免了與後來加入的大量脂蛋白分子產生競爭，而可以持續產生放射性信號，而這也是1974年，兩位科學家在第二篇重要論文中的猜測。(圖3-9)

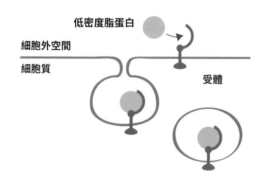

圖 3-9

低密度脂蛋白進入細胞的示意圖。低密度脂蛋白首先結合到細胞表面，或者更準確地說，是結合到細胞表面的一種特定的蛋白質——低密度脂蛋白受體上。在兩者結合之後，細胞膜向內折疊和融合，將低密度脂蛋白分子整個吞到了細胞內，這個過程也被稱為「內吞」。

　　裝載著膽固醇的低密度脂蛋白結合到細胞表面，再利用某種未知機制進入細胞，進而在細胞內抑制膽固醇合成。

當我們回頭重新審視 40 年前的實驗資料，膽固醇合成的煞車系統已經被完整和清晰地勾畫出來。

在此之後，這對建立實驗室僅僅三年的黃金搭檔開始招兵買馬，他們不再是「兩個人在戰鬥」了。

接下來的歷史就又好像快轉了一樣：

1976 年，兩位科學家利用約翰‧戴斯普塔的細胞，證明低密度脂蛋白確實可以與細胞表面結合，並被細胞「吞噬」。而小約翰的細胞卻失去了結合並吞噬低密度脂蛋白的能力，煞車分子不能進入細胞，膽固醇煞車系統失靈，進而導致了嚴重的高膽固醇血症。

1978 年，兩位帥哥與日本科學家遠藤章合作，證明了遠藤剛剛發現的一種化學物質確實能夠有效抑制 HMG-CoA 還原酶——膽固醇「發動機」蛋白的活性，為這種物質進入臨床應用打開了大門，這類後來被命名為「斯他汀」（statin）的化合物家族成為整個人類歷史上最暢銷的藥物分子。

1979—1982 年，他們的學生沃爾夫岡‧施耐德（Wolfgang Schneider）成功地分離並純化出人體細胞表面、專一結合低密度脂蛋白的物質——低密度脂蛋白受體。這正是兩位帥哥模型裡所缺的重要一角，脂蛋白正是藉由結合在細胞表面的低密度脂蛋白受體才得以進入細胞內的。

1983 年，他們的學生大衛‧羅素（David Russell）成功複製出低密度脂蛋白受體的基因序列。羅素是美國科學院院士，

目前仍在達拉斯西南醫學中心從事研究工作。

1985 年，他們的學生湯瑪斯·蘇道夫（Thomas Sudhof）成功鑒定出低密度脂蛋白的基因組序列，並開始嘗試理解這個蛋白本身是如何被調控的，蘇道夫現任教於史丹佛大學，是美國科學院院士，他因為對神經元突觸囊泡釋放的研究獲得 2013 年諾貝爾生醫獎。

1985—1989 年，他們的學生海倫·霍布斯（Helen Hobbs）利用分子生物學和人類遺傳學手段，證明約翰·戴斯普塔所患的家族性高膽固醇血症，正是因為體內低密度脂蛋白受體基因上存在著大量遺傳突變，她的工作將困擾小約翰的疾病還原到了基因和分子水準，霍布斯目前仍在達拉斯任教，是美國科學院院士。

1993—1994 年，他們的學生王曉東發現了一種名為固醇調節元件結合蛋白（Sterol regulatory element-binding protein，SREBP）的蛋白質，這種分子能夠調節低密度脂蛋白受體的合成，SREBP 蛋白的發現進一步完善了膽固醇合成的煞車機制。王曉東已經回到中國，建立了著名的北京生命科學研究所，他同時是美國科學院院士和中國科學院外籍院士。

時光匆匆而過，今天我們仍然可以在達拉斯西南醫學中心的實驗樓裡，找到兩位科學家的聯合實驗室，實驗室裡雜亂無章的瓶瓶罐罐，實驗室外走過的穿著白袍的年輕人，似乎也和幾十年前沒什麼不一樣。

　　而他們實驗室外的長廊上，密密麻麻的線條勾勒著膽固醇合成和調節的複雜機制，像歷史畫卷一般展示著這群科學家向人類知識的不懈挑戰。他們在時光的背影裡留下一個又一個偉大的發現，使現在的我們可以驕傲地宣稱，膽固醇和圍繞著它的全部奧祕，幾乎已經被完整、詳細地描繪出來了。

　　是這樣一群人，用自己的青春、智慧和堅持，把隱藏在我們身體裡，由造物主在億萬年中精雕細琢而成的祕密呈現給我們，賺足我們的驚歎和崇拜，而這些祕密，也已經在每一天的生活中，幫助我們塑造更好的自己。

眾裡尋「它」：清掃血脂的攻防戰

真菌中誕生的降脂藥

1974 年，整個科學界都在歡慶膽固醇合成調節機制的發現。科學家們用激動的心情追蹤著、屏住呼吸等待著金帥和棕帥更進一步的研究突破，在科學家眼裡，我們的身體如何調節膽固醇的合成，如何維持膽固醇水準的動態平衡，似乎已經是一個過去式的問題了。科學的奧祕已經被揭示，剩下的細節問題早晚也會解決，科學家們已經可以把偉大的發現寫進教科書，然後繼續朝向未知的科學問題前進了。

與此同時，製藥工業界也進入鬥志昂揚的新時代。製藥工業界對膽固醇和高血脂的興趣絲毫不令人意外。早在 20 世紀 50 年代，當膽固醇和心血管疾病之間的關聯被揭示以後，製藥公司就已經紛紛開始進入這片臨床醫學的藍海，遍佈全球的上千萬高血脂患者、已經出現在地平線上的全球化高血脂趨勢、清晰的個人健康和公共衛生風險和隨之而來的高支付意願、幾乎不存在的商業競爭……這樣的戰場是任何一個製藥公司夢寐以求的。

　　然而不得不說，在金帥和棕帥的開拓性工作之前，整個製藥工業界和臨床醫學界的成績是令人失望的。

　　1955 年，加拿大科學家魯道夫‧阿特丘爾（Rudolf Altschul）在實驗中偶然發現維生素 B3（又名菸鹼酸，nicotinic acid）可以降低人體血液中的膽固醇，從此，菸鹼酸作為歷史上第一個降脂藥物在臨床上被廣泛地使用。另外一種使用較為廣泛的降脂藥物發現於 1957 年——銷膽胺（cholestyramine，又名「降脂一號」），通過促進肝臟將膽固醇轉化為膽汁排出體外以發揮作用。兩種藥物直到最近都還是不少高血脂患者主要的用藥選擇，然而不管是菸鹼酸還是銷膽胺，其降脂效果都遠沒有達到人們的期待。大家可能都還記得我們的故事裡，疾病纏身的小約翰服用了斯通醫生開出的菸鹼酸和銷膽胺之後，仍然需要依賴機器透析才能暫時勉強地維持生命。

　　基礎科學研究的偉大意義，在膽固醇和高血脂的故事裡體現得淋漓盡致，沒有實驗室裡的偶然靈光一閃，很難出現萬眾歡呼的醫學奇蹟。

　　1950 年代，膽固醇合成的整條路徑已經被布洛赫博士清晰、細緻地描繪出來。人們已經知道，我們的肝臟細胞中，有超過 30 種蛋白質會高效合作，透過一系列極其複雜和精巧的化學反應，建造出身體最大的膽固醇製造工廠。我們也已經知道，「發動機」蛋白 HMG-CoA 還原酶是這 30 多步化學反應中最關鍵的一環，它的活性控制著膽固醇合成速度的快慢。

帶著新的知識武器，製藥公司又再一次地開始了尋找降脂藥物的世紀戰役。

其中最值得回憶的一場戰鬥，開始於1968年的日本東京，我們的戰鬥英雄，是大器晚成的微生物發酵工程師，日本人遠藤章。（圖3-10）

1957年，日本東北大學博士畢業的遠藤章加入了久負盛名的日本第一三共製藥公司（Daiichi Sankyo）。交給菜鳥工程師遠藤的研究課題是非常典型的應用專案，在葡萄酒工業界，一個長期困擾大家的技術難題，是如何從過濾後的酒漿去除殘存的微小果膠顆粒，讓葡萄酒保持完美的純淨口感，公司希望遠藤能夠在自然界裡找到一種天然存在的果膠酶，可以高效去除果膠、提高葡萄酒的純淨度。

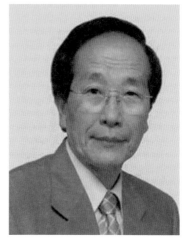

圖 3-10

遠藤章。如今遠藤已經年過八旬，血脂偏高的他在接受記者採訪時坦承，自己早已開始服用自己研發的斯他汀類藥物以降低血脂、預防心臟病。

這項工作遠藤完成得乾淨漂亮，除了讓公司大賺了一筆之外，遠藤還把相關的科學發現整理成學術論文，發表了出來，從某種意義上來說，遠藤不太像一個傳統的日本工程師，除了埋頭苦幹、克服困難來完成任務，他還對更深層的科學問題充

滿了興趣。

而他的東家第一三共這時候也表現得完全不像一個傳統的日本雇主——把員工當作沒有人格的螺絲釘的那種日本雇主。

為了表彰遠藤的貢獻，公司送給他兩個完全超越普通日本商人想像力以外的禮物。

第一份禮物是，公司允許遠藤前往世界上任何一個基礎研究機構進行兩年的研究學習，公司負責費用。第二份禮物就更加地天外飛仙：公司允許遠藤結束海外學習返回公司後，自由選擇任何一個研究課題進行探索。別說是一家以營利為目標的製藥公司，而且還是一家向來古板的日本公司，就是崇尚自由探索的大學和研究所，也很難想像會慷慨地給員工這樣自由的研究機會，受到布洛赫博士偉大研究的感召，遠藤選擇前往紐約的愛因斯坦醫學院，研究脂類分子的合成機制。在紐約，遠藤第一次親身感受到現代生活方式的負面作用，特別是高血脂對人類生命健康的威脅。在數十年後，他仍然能清晰地回憶起，在自己租住的狹小公寓門外，救護車飛馳而過，將突然心肌梗塞和腦中風的患者分秒必爭地運往醫院的場景。對於從小在日本鄉間長大、童年經歷了日本數次對外戰爭、直到大學時代才不再挨餓的遠藤來說，這樣的畫面令他永生難忘。

因此，當他在 1968 年學習結束回到日本後，他選擇的研究題目就是——開發一種全新的降脂藥。

遠藤和他的東家在這時都表現出了驚人的勇氣。此時他們

表現得才真正像傳統的日本工程師和日本公司：設定一個目標以後，披荊斬棘，勇往直前，絕不回頭。

遠藤的研究方案幾乎完全基於布洛赫的經典研究。首先，他從屠宰廠買來大量的兔子肝臟，磨碎離心提純，在試管裡重建起膽固醇合成的研究系統，之後，像布洛赫一樣，他用放射性同位素標記膽固醇合成的原料，以此追蹤膽固醇合成的路徑和速度，最後，他利用這套系統大規模地篩選出有可能抑制膽固醇合成的小分子化合物。

如果比較同一時期，太平洋對岸金帥和棕帥的工作，我們可以看出遠藤的方案從科學上來看是相當笨拙和低效的。達拉斯的兩位科學家開發的研究系統，只需要在體外培養人類細胞，然後追蹤膽固醇「發動機」蛋白這一種物質的活性，就可以精確反映膽固醇合成的速度。而遠藤的方案需要大量的動物組織，煩瑣的提純步驟，以及三十多步複雜的生化反應，才能計算出膽固醇的生產速度！從這個意義上說，遠藤確實不算是最高明的科學家。

然而，他一定是偉大的工程師和實踐者。

就是利用這套看起來極其低效的系統，遠藤和他的同事們在 1971—1972 年間篩選了多達 3800 種真菌的提取物。和人體一樣，真菌的細胞膜也需要膽固醇，因此遠藤他們的猜測是，真菌之間如果需要進行生存競爭，那麼它們完全可能通過釋放小分子化學物質干擾對方的膽固醇合成，進而為自身贏得生存空間。因此，如果大規模的篩選各種真菌和它們的提取物，也

許就能從中找出一種有效抑制膽固醇合成的化合物來，從某種意義上，遠藤他們是在試圖複製青黴素的發現。

來自真菌的藥物

1928 年，英國科學家亞歷山大·弗萊明（Alexander Fleming）意外發現自己的培養皿汙染了青黴菌，而培養皿裡正在培養的一種細菌居然被這種真菌殺死。這個意外發現並沒有被弗萊明放過，他猜測這種青綠色的真菌能夠釋放一種有效殺死細菌的物質，並迅速將自己的研究轉向這種被他命名為「青黴素」的化學物質——這種當時還不知道具體成分和結構的神祕物質。當然，後來的故事我們都知道了，到 1940 年代，青黴素開始被大規模地提純和應用於抗菌治療，這種神奇的抗生素在二戰戰場上拯救了難以計數的生命，並且將永遠地以人類發現的第一種抗生素的身分名垂青史。除了青黴素之外，真菌還為人類貢獻了大量的藥物，包括同屬抗生素的頭孢菌素、本章故事的主角斯他汀類降脂藥物、免疫抑制劑環孢素等。

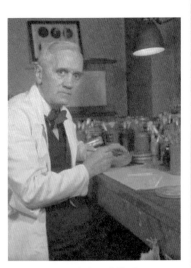

亞歷山大·弗萊明

1972 年，在經歷一整年的失敗之後，在第一三共的耐心和投入都接近極限的時候，來自京都一家糧食店的一株檸檬黃青黴（Penicillium citrinum）拯救了遠藤，也在不久之後開始造福萬千生靈。（圖 3-11）

遠藤發現，這種青黴菌的提取物能夠非常有效地抑制膽固醇合成，又是一年的努力後，遠藤成功純化出了檸檬黃青黴提取物中的活性物質，並把它命名為 ML-236B，這種化合物之後被改名為更有科學和藥物色彩的美伐他汀（mevastatin）。人類降脂藥市場上真正的明星分子斯他汀類化合物，終於走出了塵世的重重迷霧，進入到人類的視野。

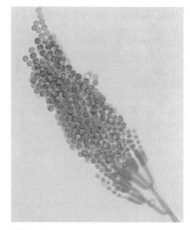

圖 3-11

顯微鏡下的檸檬黃青黴。正是這種生物的分泌物，照亮了人類高血脂患者的健康之路。

1976—1977 年，遠藤將美伐他汀的相關實驗結果整理發表，斯他汀類化合物走出第一三共的技術祕密文檔，開始被公司以外的科學家所知曉。

特別是太平洋彼岸的金帥和棕帥，跨越太平洋的合作迅速地建立起來。遠藤慷慨地寄給兩位帥哥大量的美伐他汀供他們開始學術研究，他本人也於 1977 年順道訪問了兩位科學家在達拉斯的實驗室。1978 年，雙方合作證明，美伐他汀在人類細胞

的培養體系裡，確實可以高效抑制膽固醇「發動機」蛋白——HMG-CoA 還原酶的活性，圓滿解釋了這個神奇分子起效的機制。他們的合作研究第一次將斯他汀類化合物的來源、結構和作用機制廣泛地傳播給全世界的科學家和製藥工程師們，因為金帥和棕帥的巨大影響力，遠藤的發現直到這個時候才真正被業內的人們所熟悉和欣賞。

同年，遠藤的美伐他汀第一次進入臨床應用。大阪大學醫學院的山本亨將美伐他汀用於治療家族性高膽固醇血症的患者，在 6 個月之內，5 名患者體內的膽固醇水準下降超過 30%，而副作用可以忽略不計，斯他汀類藥物的首演進行得無比完美。儘管之後，第一三共因為種種原因終止了美伐他汀的藥物開發，而遠藤也在失望之餘遠走東京農工大學任教，但是所有人都看到了斯他汀類分子的巨大臨床意義，很快地，全球製藥巨頭們的研發管道迅速轉向了斯他汀類藥物。

1979 年，美國默克公司的科學家和遠藤分別獨立地從另一種真菌中提純了第二個斯他汀類分子——洛伐他汀（lovastatin）。

1982 年，洛伐他汀進入美國臨床試驗。

1987 年，洛伐他汀通過美國食品藥物管理局批准，正式進入市場，商品名為美乏脂（Mevacor），除了家族性高膽固醇血症，美乏脂也可以用於治療一般人的高血脂。

1994 年，默克公司宣布，在一項超過 4000 人參與的臨

床試驗中（Scandinavian Simvastatin Survival Group，4S），斯他汀類藥物（特別是美乏脂的兄弟素果）有效地將高血脂患者的心臟病發病率降低了 42%。

縈繞在每一個能夠填飽肚子的人心頭上的陰霾，終於開始漸漸消散。高血脂、高膽固醇、動脈硬化、冠心病、腦中風，這些本來聽起來異常可怕的名詞，儘管仍將陪伴人類很多年，但是至少我們可以宣布，它們的尖齒利爪已經被人類的智慧所降服。

兩家默克公司

當我們在文中提到「默克」公司的時候，要注意實際上一共有兩家「默克」，德國默克和美國默克。默克公司原本是純正的德國血統，於 1668 年成立於德國的達姆施達特，但是在第一次世界大戰期間，默克的美國分公司被美國政府沒收，從此作為一家獨立公司開始運營，於是現今實際上有兩家名字相同，但商業上其實毫無關係的默克公司：「德國默克」和「美國默克」。為了以示區分，兩家公司劃分了默克商標的全球使用權。美國默克在北美地區會使用「默克」，而在北美之外會使用另一個名字「默沙東」（Merck Sharp & Dohme，MSD）。而德國默克享有默克商標在全球除北美地區以外的使用權，在北美地區，它也有另一個名字叫「伊曼紐爾‧默克」（Emanuel Merck Darmstadt, EMD）。在我們故事裡，美乏脂和素果的發明者是美國默克，而它的兄弟德國默克在醫藥市場上同樣是碩果纍纍，例如著名的糖

尿病藥物庫魯化（Glucophage）就是出自德國默克門下。

還記得我們故事裡那個重病纏身的小約翰·戴斯普塔嗎？當年被醫生斷言僅有一年生命的他終於活了下來，25 歲的時候結婚，和妻子一起養育了三個可愛的兒子，在 2013 年的冬天離世，這額外獲得的 40 年生命背後，除了約翰自己的頑強生命力，當然還有斯他汀類藥物的默默支持。

來自日本製藥公司第一三共的工程師遠藤章，與來自美國達拉斯西南醫學中心的兩位帥哥科學家，親手為我們接生下了斯他汀類藥物，他們的智慧和堅持，已經銘刻在人類為求改善自身的歷史上，直到人類滅亡，都永遠不會被磨滅。

新藥開發：帶著枷鎖跳舞

1987 年，默克的美乏脂通過美國食品藥物管理局批准，正式進入美國市場。

1988 年，美乏脂的市場表現就超出了所有市場分析家的預期。上市第一年銷售額突破 2.6 億美元，這數字超過了之前歷史上在美國上市的所有新藥，這數字也意味著僅在上市當年，美國即有數十萬人開始常規服用美乏脂，要知道，當時全美國僅有約 100 萬人接受常規降脂治療（包括前面講的傳統藥物菸鹼酸和銷膽胺），全新的美乏脂被患者、醫生和市場接受的速

度快得令人瞠目結舌。

為了確保這個新藥物被迅速接受，默克在全美展開了全新意義上、超重量級的宣傳攻勢。

一方面，它與政府機構和各種非營利性學術機構展開合作，在大眾展開了針對膽固醇的教育工作，核心資訊其實只有一項——「低密度脂蛋白太多了不好，容易患心臟病」。另一方面，它與協力廠商醫學檢驗機構展開合作，為大量潛在患者提供方便、便宜的血脂檢測。當然與此同時，默克也沒有放過傳統的行銷手段，默克的銷售代表們在全美各地安排了幾千場醫生見面會，動用各種科學實驗和臨床資料反覆地向醫生們傳遞美乏脂神奇的減脂功能。

面對一個尚未被充分開拓的市場，一種全新的治療藥物，默克的市場工作做得路線清晰。首先，它在社會上喚起對高血脂的認識和注意，以擴大對美乏脂的潛在需求，同時，它希望將血脂檢測變成一種類似於身高體重那樣的常規檢查，幫助人們迅速發現自身血脂水準的異常，最後，它借助宣傳攻勢，使人們在產生用藥需求的時候，下意識地選擇美乏脂。

三管齊下，又坐擁第一個斯他汀類降脂藥的赫赫聲名，美乏脂的日子是不是會過得高枕無憂呢？

醫藥市場的競爭遠沒有這麼簡單。

一個聽起來有點不可思議的事實是，早在美乏脂尚未上市的 1980 年代中期，默克公司已經開始著手開發另一種降脂藥

物——後來於 1992 年初在美國上市，商品名為素果（Zocor）的辛伐他汀（simvastatin）片。（圖 3-12）

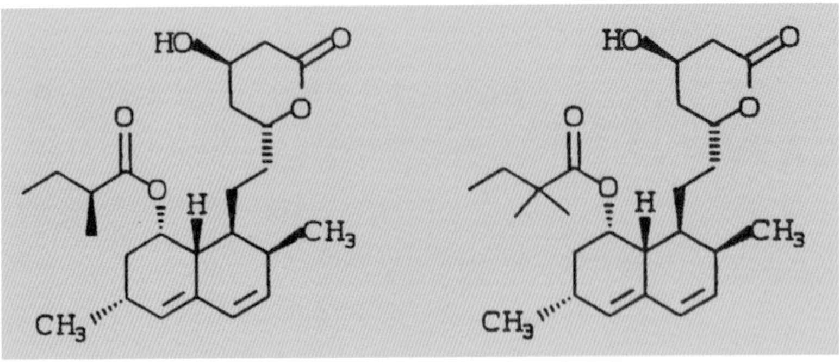

圖 3-12

默克公司的兩個降脂藥兄弟：美乏脂（洛伐他汀，左）和素果（辛伐他汀，右）。 大家可以看到，兩者的化學結構其實非常類似，僅有一個甲基的細微區別。

這又是為什麼？美乏脂本身都尚未批准上市，默克為什麼就開始急著開發功能和結構都非常類似的藥物？難道它不怕兩個兄弟藥物之間產生競爭嗎？即便是汰換異常激烈的電子消費品，我們也沒看見蘋果公司的 iPhone 5 剛上市就開始強推 iPhone 6 吧？

默克的舉動當然不是無的放矢，它連續開發美乏脂和素果的行動，深刻反映了現代小分子製藥工業的殘酷之處。

毫不誇張地說，現代製藥工業，特別是以小分子藥物為主的化學製藥工業，是傳統行業中對於創新要求最高的。這裡面有三個重要的因素。首先，小分子藥物的核心成分一目了然，可以用一個簡單的化學結構式清晰描繪，競爭對手可以輕易地

從一家公司的專利申請書上看到並模仿製造，說得更直白一點，競爭對手從市場上買回一盒藥片，用現代的分析方法也可以輕而易舉地獲取藥片的核心組成成分。因此，藥廠想要盡量避免競爭對手的出現，實現自身研發投入的最大回報，只能通過專利保護這一條途徑。一旦原廠藥物（brand name drug）專利過期，數不清的藥廠可以沒有遲疑地開始製造其成分及療效幾乎毫無差別的所謂副廠藥（generic drug），而因為省去了藥物研發和臨床試驗的巨額投入，副廠藥的企業可以用極低的生產成本和銷售價來輕而易舉地打敗原廠藥開發公司。

舉個例子吧，美乏脂的專利於 2001 年專利保護過期，而就在那一年，美乏脂在美國的銷售額巨幅下挫，原廠藥美乏脂的市場占有率從原本理所當然的 100% 降到不足 0.5%——在市場上每銷售出 1000 片洛伐他汀，美乏脂僅占其中不到 5 片，其餘 995 片的市場都被各家副廠藥企業所攫取！對於任何一家藥物研發企業而言，從藥物上市的第一天起，一個倒數計時的時鐘就已經在滴滴答答地預告著這個藥物的死亡週期。不斷推出更新、更好、更安全的藥物是一家藥物研發企業的生命線，像可口可樂那樣依靠絕不外傳的祕密配方統治市場的例子，在製藥工業界是絕對不可能實現的。

小分子藥物的專利保護

一般而言，公司總是有充分的動機保護自己開發的產品，獨占市場的機會，排除競爭對手的出現，為了做到這一點有兩個常

見的做法：申請專利和保留技術祕密。但是鑒於製藥工業的特殊性，保持小分子藥物的技術祕密是不可能的：監管機構強制要求企業公開小分子藥物有效成分的化學結構，同時，競爭對手也很容易從上市藥品中檢測出藥物的化學結構，因此，專利保護成為製藥公司保護自身利益的唯一救命稻草。在大多數國家，藥物的專利保護期是 20 年，在這 20 年裡，其他製藥公司不允許生產和銷售同一種藥物，進而保證藥物開發企業的市場獨占地位和市場回報，在原廠藥獨占市場的時間裡，製藥企業就可以通過高定價獲得豐厚利潤，也間接支持了其他藥物開發環節的巨額成本，不過值得注意的是，一般而言，藥物公司會在藥物開發過程的初期就申請專利，而整個藥物開發過程經常會長達十幾年——因此計算下來，每個新藥能夠獨占市場，享受豐厚回報的時間其實並不長。

而第二個因素的出現更加強化了製藥公司對創新的渴望。藥品，特別是小分子處方藥，是一類幾乎毫無消費者忠誠度可言的商品。在本書的讀者裡，可能有人是大眾汽車的忠實擁護者，也有人是肯德基、麥當勞的忠誠消費者，也一定會有各色化妝品、包包、手錶、服裝品牌的粉絲。但是我想大概不會有人只願意吃某家公司的藥片，別家不要吧！而大多數藥品的真正買家，不管是政府還是保險公司，在選擇藥物時對藥物品牌的關注更是可以小到忽略不計，一旦有療效和安全性相當、同時價格低廉的替代選項，花大價錢開發原廠藥的企業往往馬上被棄若弊屣。因此，一家藥廠如果沒有新藥源源不斷地出現，

是絕不可能僅靠市場宣傳和品牌形象就可以維持盈利能力的。

於是默克管理層決定，在美乏脂尚未問世的時候，就開始著手開發新一代斯他汀類藥物，以應對藥物短暫生命週期的挑戰。

同時流傳的另一個消息更讓默克的領導層感受到巨大的壓力——美國另一家製藥業巨頭施貴寶（Bristol-Myers Squibb）也開始和日本的第一三共合作開發全新的斯他汀類藥物。

儘管白白錯失開發出第一個斯他汀類藥物的黃金機會，第一三共還是很快地借助遠藤章在斯他汀類藥物開發上累積的豐富經驗，在 1979 年合成了新的降脂藥物普伐他汀（pravastatin）。第一三共還和美國施貴寶一同展開大規模的臨床試驗，直接檢驗普伐他汀能否有效降低高血脂患者發生心臟病的機率，目標直指美乏脂的軟肋——儘管在降低血脂上的成效明顯，但是默克公司尚缺乏美乏脂是否能夠有效降低心臟病的直接臨床資料。

在這裡，現代製藥工業的第三個殘酷之處就清晰浮現出來，在著名的「反應停」事件之後，包括美國食品藥物管理局在內的各國醫藥監管機構，對上市藥品的要求日益嚴格和保守。一般來說，製藥公司必須提交全面的臨床前資料，以獲得在人體進行藥物臨床試驗的資格，這部分資料往往多達數千頁，內容涵蓋藥物的物理化學性質、各種實驗動物體內的代謝和動力學資料、藥物生產的詳細流程和技術指標等等。

　　而在進入人體試驗後，藥物要接受更加嚴苛的臨床監管和分析，臨床試驗往往可以長達數年，包含數百到數千名病患，這其中哪怕是偶然出現的個案有嚴重不良反應，也有可能使該藥物的試驗和上市被無限期終止，而即便是通過了嚴苛的評估最終獲得上市資格的藥物，在其市場宣傳、醫生處方、上市後的療效觀察等方面也都持續受到嚴格的限制和監管。

反應停事件

　　反應停（Contergan，學名是沙利竇邁／thalidomide）於1957 年在德國上市，用於緩解孕婦的晨吐現象，但臨床使用中陸續發現，服用反應停會導致胎兒嚴重的肢體發育障礙，到 1961 年下架為止，反應停在歐洲大陸總共導致超過 2000 名嬰兒死亡，超過 10000 名嬰兒發育障礙，而美國食品藥物管理局的審查員法蘭西斯・科爾西（Frances Kelsey）以缺乏臨床資料為由，堅決拒絕了反應停在美國的上市申請，保護了一代美國寶寶的健康──美國僅有 17 例海豚胎寶寶誕生。反應停事件成為藥品監管歷史上里程碑式的事件，在此之後，美國食品藥物管理局獲得了空前的讚譽和權力，而各國藥品監管機構也

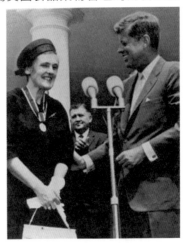

甘迺迪總統為科爾西授獎。

反應停事件成為藥品監管歷史上里程碑式的事件，在此之後，美國食品藥物管理局獲得了空前的讚譽和權力，而各國藥品監管機構也逐漸提高了對藥品上市的監管力度。

這些管制措施無疑是正當的。鑒於藥品使用的專業性和特殊性，患者很難全面瞭解任何一種藥物的全部特性和所有的使用記錄，患者對藥物的選擇因此很容易受到來自宣傳媒介和醫生的影響，與此同時，與一般商品不同，藥品因其對公共衛生的顯著意義，還具備了某些公共利益的屬性。因此從某種程度上，政府監管機構將藥品的開發、銷售、選擇權從買賣雙方手中剝奪出來，牢牢地掌握到了自己手中。

然而，嚴厲的監管又與對創新的巨大需求形成了尖銳的矛盾。藥物公司不得不在冒險和安全的夾縫中艱難生存，就像表演戴著腳鐐的芭蕾舞。

以美乏脂為例，在默克公司進行的臨床試驗中，僅僅分析了藥物是否能夠有效地降低膽固醇水準。而這種藥物對心臟病的預防效果，則僅有間接的邏輯證據——因為高膽固醇水準會導致心臟病發病率升高，因此降低膽固醇水準應該可以緩解和預防心臟病，但是在嚴格的監管政策下，默克公司是不能宣傳沒有經過直接驗證的臨床效果的，它只能宣傳美乏脂確實能夠降低血脂水準，也允許宣傳高血脂帶來的潛在健康危險，但是絕不允許直接宣稱服用美乏脂可以預防或是治療心臟病！

因此，當默克領導層得知第一三共和施貴寶已經得到了新一代的斯他汀分子，並且已經展開直接檢驗心臟病預防情況的臨床試驗後，他們知道美乏脂的好日子就要過去了。第一三共和施貴寶的普伐他汀一旦通過審批上市，兩家公司就可以直接了當地面對醫生和大眾宣傳「普伐他汀可以有效地預防心臟病」。單這一招，就可以打得美乏脂毫無還手之力，默克兢兢業業在大眾中建立的「低密度脂蛋白＝心臟病」的認知，等於是為後者做了嫁衣裳。

默克不僅用心良苦，還有先見之明，他們必須打鐵趁熱，趁美乏脂的熱潮稍微平息時，推出有清晰臨床益處的新一代降脂藥物，這樣，借助在高血脂領域的強大宣傳攻勢、美乏脂的良好形象、新藥更長的專利保護期，默克才有可能在與施貴寶和第一三共的白刃戰中占得先機。

1991 年，默克公司的新藥素果終於迎頭趕上，與第一三共／施貴寶的普拉固（Pravachol，學名是普伐他汀）前後腳在美國獲批上市。在上市前的臨床試驗中，素果和普拉固都取得了理想的結果，終於使兩家公司可以廣泛宣傳其預防心臟病的療效，而借力默克公司先期的市場推廣，素果更是刷新了由它的哥哥美乏脂創造的第一年度銷售額紀錄，上市當年的銷售額達到驚人的 7 億美元。

在這之後，幾乎所有的大型製藥公司都開始涉足這片充滿商機的領域，截至目前，美國市場共有接近十種斯他汀類藥物在銷售和應用。全美國有超過三千萬人日常服用斯他汀類藥物，

總銷售額達到驚人的每年 170 億美元，其中的領跑者，輝瑞公司的立普妥（Lipitor，學名是阿托伐他汀／atovastatin）則成為了整個人類歷史上最成功的藥物，在其 2011 年專利過期前，全球總銷售額達到 1250 億美元！

立普妥神話

在大眾心中，美國輝瑞公司最有名的產品大概就是在中國被匿稱為「偉哥」的那顆「藍色小藥丸」——男性勃起障礙藥物威而鋼（Viagra，學名是昔多芬／sildenafil）了，因為偉哥強大的新聞性和神祕感，輝瑞這家公司的品牌形象很大程度上與「偉哥」聯繫在一起，這樣的誤解不光是中國人，即便是在輝瑞的老家美國，一般大眾也會在提到輝瑞（Pfizer）時下意識地想到這個革命性的藥物。說起來有趣，輝瑞的威而鋼最早其實是一種高血壓和缺血性心臟病的候選藥物，然而在一期臨床試驗中，醫生發現威而鋼對心血管指標的改善微乎其微，反而意外地發現其對於男性勃起障礙有明顯的改善作用。1998年上市的威而鋼成為世界上第一個口服治療男性勃起障礙的藥物，在市場宣傳和臨床應用方面都取得了空前的成功，2008 年，「偉哥」的巔峰銷售額接近 20 億美元，「偉哥」的例子也生動說明了現代藥物開發的困難和偶然性。

輝瑞公司

　　輝瑞響噹噹的金字招牌絕非「偉哥」一個藥物所能支撐。這家成立於 1849 年，總部位於美國紐約市的製藥巨頭，擁有近十萬名雇員和每年超過 500 億美元的營業收入，它的旗下擁有包含普通藥物、特殊藥物、營養保健、動物醫療等領域的上百種醫藥產品，其中，既有我們這裡要說的立普妥，也有媽媽們耳熟能詳的惠氏奶粉，更有寵物家長們熟悉的滅蟲藥「寵愛」和各種動物寶寶的疫苗。值得一提的是，輝瑞公司是醫藥市場併購的行家，2000 年以 1118 億美元併購華納蘭伯特藥廠、2009 年以 680 億美元併購惠氏（Wyeth）都創下了當時的紀錄。近年來，行業中也屢屢傳來輝瑞手拿上千億美金，求購各大製藥企業的新聞。像鼎鼎大名的阿斯利康公司（Astra Zeneca）、葛蘭素史克公司（GlaxoSmithKline）、愛力根公司（Allergan）都曾經是媒體炒作的輝瑞獵物。

　　不過在降脂藥領域，輝瑞確實是不折不扣的後來者，就連造就奇蹟的立普妥，最早也壓根不是輝瑞公司自己的產品。

　　立普妥誕生於 1985 年的美國密西根州安娜堡市。它的發明人布魯斯‧羅斯（Bruce Roth），是一家如今連名字都已經沒沒無聞的藥廠——華納蘭伯特製藥公司（Warner-Lambert）的雇員，值得一提的是，與出現在立普妥之前的斯他汀類化合物——遠藤發現的美伐他汀和默克上市的洛伐他汀——不同，

它不是源於天然存在的真菌提取物，它是根據幾種天然斯他汀分子的結構和功能，在實驗室裡人工設計和合成的斯他汀類分子。它的創造者羅斯也因為在合成立普妥過程中採取的多個創造性方法，獲得了化學界頒發的多個獎項，包括美國化學會2008 年頒發的「化學英雄」獎。

順道一提，立普妥上市之後的優異臨床表現和安全性，足以證明「人工合成的」東西並不比所謂「純天然」的東西差。大家以後看到宣傳藥品、食品、保健品時出現的「純天然」、「不含人工成分」等字眼，千萬要擦亮眼睛啦。

不過，初生的立普妥命運還是相當曲折。它的東家華納蘭伯特在整個 1980—90 年代始終都處於風雨飄搖中：關鍵藥物失去專利保護、寄予厚望的新藥申請被拒絕、藥品因監管漏洞不得不召回、工廠停產接受整改檢查，可以毫不誇張地說，整個製藥工業界都在等著看華納蘭伯特的笑話，許多人甚至開始打賭，這家製藥界的新兵可能很快就要告別醫藥這行，回歸他們做刮鬍刀的老本行了。為了應對危機，華納蘭伯特採取了一系列激進的手段控制開支，其中包括對研發部門的大規模裁員和項目裁撤。

說起來也很辛酸，儘管人人都知道製藥企業的生命線是新藥研發，但是每當發生財政危機，領導層第一個想到要動刀的從來都是不能馬上帶來收入的研發部門，而羅斯的立普妥也在被考慮裁撤的項目之列。

畢竟在那時，降脂藥市場已經被四個強有力的斯他汀類藥

物瓜分殆盡：默克的美乏脂和素果，施貴寶的普拉固以及稍晚上市的第四名，諾華公司（Novartis）的益脂可（Lescol，學名是氯伐他汀／fluvastatin）。更不利的消息是，比起這四種藥來說，羅斯的立普妥預計上市時間要晚了差不多整整 10 年，換句話說，等到立普妥上市的時候，美乏脂甚至是素果和普拉固的廉價副廠藥都已經呼之欲出了！一個尚未證明自己的、昂貴的原廠藥，又能有多少的生存空間呢？

不甘心自己的心血被放進檔案櫃而束之高閣的羅斯，找到了華納蘭伯特研發部門的負責人羅奈爾得‧克雷斯維爾（Ronald Cresswell）。克雷斯維爾當時正在計畫一系列的行動以拯救風雨飄搖的公司，羅斯的請求令他如獲至寶。

從很多方面來說，克雷斯維爾都稱得上是傑出的藥物研發領導者。他在華納蘭伯特的研發部門任職期間採取了一系列措施，成為立普妥日後取得空前成就的幕後推手。

克雷斯維爾的第一個決定就挽救了立普妥的命運。為了確保公司研發部門的產出，挽救公司每況愈下的營收，他大刀闊斧地砍掉了公司大部分早期的研發專案，專注於那些已經接近開發晚期，並有穩定市場機會的「保守」專案。從某種程度上說，他採取的是一種壯士斷腕，甚至是飲鴆止渴的，用未來機會換取當下生存空間的戰略。立普妥作為一種斯他汀類的「後段班」，反而因其較確定的市場預期被克雷斯維爾選中，成為公司困境中求生存的救命稻草。

1992 年，華納蘭伯特孤注一擲地進行了立普妥的臨床一

期試驗。結果卻讓人大感震驚：立普妥在健康人群——24 名來自華納蘭伯特的雇員身上，取得了遠好於同類藥物的降膽固醇效果，10 毫克劑量的立普妥即可將低密度脂蛋白水準降低接近40%，這個數字甚至超過美乏脂的 40 毫克和素果的 80 毫克。

好運開始光臨這家絕境中的公司。

在 1994 年開始的立普妥三期臨床試驗中，在克雷斯維爾的堅決推動下，華納蘭伯特做了兩件足以讓美國食品藥物管理局另眼相待的事情。

首先，他們在臨床試驗中，直接比較了立普妥和已經上市的四種斯他汀類藥物的臨床效果。

其次，他們同時安排了利用立普妥治療家族性高膽固醇血症的試驗環節。

克雷斯維爾的思路是，如果和四種斯他汀類藥物的「藥品直接比較試驗」取得顯著效果，那麼立普妥上市後，按照美國食品藥物管理局的規定，公司就可以直接向大眾和醫生宣傳「立普妥是迄今為止降血脂效果最好的斯他汀類藥物」，這樣的宣傳效果可以很大程度上消除立普妥姍姍來遲的不利影響，而如果立普妥可以治療家族性高膽固醇血症的患者，那麼立普妥就成了能夠治療這種危及生命的罕見病的唯一用藥（非常奇怪的是，儘管已經上市的四個斯他汀類分子藥物理論上都應該可以用於治療這種罕見遺傳病，但幾家大藥廠都沒有涉及這一領域），立普妥也因此可以得到美國食品藥物管理局的快速通道

審查，提前幾個月進入市場。

克雷斯維爾成功了。

1996 年春天，立普妥三期臨床試驗結束，在「藥品直接比較試驗」的直接碰撞中證明了自己，試驗發現，最低劑量（10 毫克／片）立普妥的降膽固醇能力超過了最優秀的競爭對手——默克公司的素果，這些實驗資料足以讓立普妥在競爭激烈的斯他汀類舞臺上占據一席之地，如克雷斯維爾所料，1997 年年初，立普妥通過美國食品藥物管理局的快速通道審查，獲得上市許可。

儘管姍姍來遲，立普妥最終還是帶著優等生的光環走上了競技場。此時，距離第一個斯他汀類藥物，默克公司的美乏脂上市，已有 9 年時間，留給立普妥的時間不多了。

深感自身市場力量薄弱的華納蘭伯特決定和美國製藥巨頭輝瑞聯手。

輝瑞此時擁有的武器和弱點都非常明確：他們可以利用的是立普妥優於同類的降血脂效果，而他們面臨的麻煩，則是已經在臨床實驗中反覆證明過自己的四個斯他汀類對手。

輝瑞採取的市場策略可以用野蠻而不失狡黠來形容，一方面，輝瑞篤信「銷售業務就等於銷量」的野蠻市場規則，強化訓練它旗下一萬多名銷售業務。在 5 週的標準化訓練課程中，輝瑞要求每位業務熟練掌握推銷立普妥所需的一切生理學、解剖學、藥物化學知識，並且在一次次的模擬訓練中讓業務掌握

應對各類醫生的訣竅。隨後，一批批用速食式的醫學課程迅速武裝起來的業務們奔赴美國各地，不屈不撓地一次次叩響心臟科醫生的辦公室大門。根據統計，輝瑞的醫藥業務們每年平均可以拜訪 552 次醫生，而默克的業務們平均僅有 379 次。就是在這樣一次次反覆的資訊傳遞和交流互動中，醫生和藥廠的信任被建立起來，越來越多的醫生瞭解到立普妥在「藥品直接比較試驗」中的優異表現，開始嘗試並習慣將立普妥寫入處方。與此同時，在科學評估立普妥的盈利前景後，輝瑞為立普妥定出了一個有足夠誠意的價格：其使用成本僅為素果的一半左右！

而野蠻擴張的同時，輝瑞也有狡點的一面。

輝瑞說服監管機構批准了立普妥 10 毫克、20 毫克、40 毫克乃至 80 毫克的多種劑量包裝，而在真實的市場行銷中，輝瑞著力推廣的，僅僅是其最低劑量，也就是 10 毫克包裝的藥片。

最高達 80 毫克的包裝，最低僅 10 毫克的有效劑量，輝瑞正是利用這一巨大反差創造出了微妙的心理學預期：既然 80 毫克都被監管機構認為是安全的，那麼處方 10 毫克應該是非常安全的吧？就這樣，不需要任何語言，醫生們就會建立起對立普妥的信任感，這也會進一步促使他們開出立普妥處方。

通過地毯式的行銷轟炸、低價推廣、心理學技巧的應用，行銷巨人輝瑞打出了完美的揭幕戰。上市僅僅一年之後的 1998 年，立普妥在斯他汀類藥物中的市場占額已經達到 18%，一舉超過老牌對手美乏脂、普拉固和益脂可，僅僅落後於默克公司的素果，而輝瑞公司的股票也在這一年如同坐了火箭一般翻了

一倍，立普妥後來居上奇蹟，從此被寫進了全球頂尖商學院的教科書。

2000 年，輝瑞乾脆一不做二不休，以創紀錄的價格強行收購華納蘭伯特，將立普妥的所有權以及它帶來的滾滾財源全都收入囊中，明星分子立普妥，也在之後的十餘年時間內將輝瑞抬上全球製藥企業營收冠軍的寶座。

再見，小分子藥物的榮耀時光

2011 年 11 月 30 日，美國各大媒體的頭條都被一條看起來有些學究氣的新聞占領了，新聞的內容很簡單：輝瑞公司的斯他汀類藥物立普妥，於當日失去專利保護。

這條看似平淡無奇的新聞所產生的影響相當深遠，僅僅一週之後，早已準備就緒的美國副廠藥巨頭沃森製藥（Watson Phamaceuticals）就推出了阿托伐他汀仿的製藥，其定價只有立普妥的七成，而僅僅半年之後，數家副廠藥公司的不斷介入，使得阿托伐他汀的使用成本就從原先的每月超過 100 美元直線跳水至每月 10 美元。

從 1997 年到 2011 年，長達十多年的立普妥神話就此終結，但影響還在繼續，過去十幾年，立普妥是輝瑞公司財源滾滾的印鈔機，僅以 2010 年為例，立普妥全球銷售額超過一百億美元，為輝瑞公司貢獻了超過 16% 的營收，可想而知的，儘管輝瑞公司在專利失效的困局中使盡渾身解數維持立普妥的銷

售,但輝瑞公司的 2012 年仍以總銷售額頓挫 9% 的結局慘澹收場,輝瑞也因此交出了占據十餘年的全球製藥公司營收冠軍的寶座。與此相對應,曾經財大氣粗的輝瑞在全球開展了波及數萬員工的大裁員,同時被迫利用各種手段縮減運營開支,立普妥走下神壇,輝瑞捧著金飯碗的日子也一去不復返了。

同時結束的,可能還有小分子暢銷藥物的黃金時代,在 21 世紀第一個 10 年,包括立普妥在內,數年銷售額超過 10 億美元的暢銷藥物專利陸續過期,各家曾經風光無限的製藥公司紛紛跌落「專利懸崖」。立普妥之後,在藥物銷售額的榜單上,已經沒有幾個小分子藥物的身影,取而代之的是所謂「大分子」藥物,即利用重組 DNA 技術製造的蛋白類藥物和單株抗體類藥物。

專利懸崖

當一個小分子藥物的專利保護過後,廉價的副廠藥將大大地衝擊和分割原廠藥的銷售額,因此專利過期往往會為其原廠家帶來銷售額驟降的衝擊,猶如跌落懸崖,可以說,一個明星藥物給其東家帶來多少「一覽眾山小」的風光,就會給它帶來等量的跌落懸崖的失落和痛苦,而從懸崖下爬起,需要更多、更新的藥物,過程往往艱難而漫長。下頁圖中展示了立普妥專利到期對輝瑞的影響:就在專利過期當年,立普妥的銷售額腰斬,對輝瑞總營收的貢獻也從巔峰時期的 23% 下降到 7%,不難想像,每家製藥公司都會盡其所能地推遲專利懸崖到來的時間,比如為了支援

童藥物的開發，很多國家都有規定，如果企業開展了針對兒童疾病的臨床試驗，那麼藥物的專利保護期可以有 6 個月的延長，輝瑞公司也充分利用了這一點，在許多國家爭取到了額外的 6 個月「續命期」。

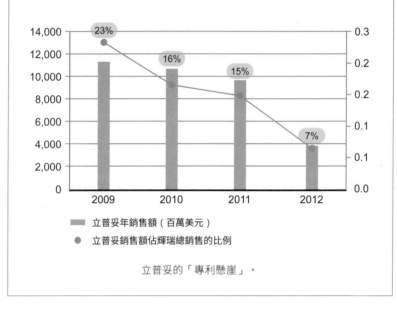

立普妥年銷售額（百萬美元）

立普妥銷售額佔輝瑞總銷售的比例

立普妥的「專利懸崖」。

　　人們曾經普遍認為，斯他汀類藥物的成功，代表著人類生物醫學研究和小分子藥物開發的先進模式。實驗室的基礎研究揭示了疾病的生物學機理，發現了新的藥物靶點（例如膽固醇合成調節機制和膽固醇「發動機」蛋白的發現）；利用新的藥物靶點，製藥公司可以展開大規模的小分子篩選以及後期優化，進而獲得候選藥物（例如從幾千種真菌中篩選得到的美伐他汀）；在累積足夠的實驗資料後，小分子藥物接受大規模臨床試驗的檢驗並最終通過審批上市（例如美乏脂和素果的上市

過程）；上市後成功的市場推廣（例如立普妥的市場神話）——如此這般看起來符合邏輯的藥物開發模式，將會為我們帶來一個又一個像立普妥這樣年銷售額突破十億乃至百億美元的「暢銷」藥物，在為製藥公司帶來穩定收入的同時，也為普羅大眾帶來健康的希望。

然而，立普妥遠去的背影告訴我們，斯他汀類藥物的空前成功，很可能反而是小分子製藥工業界的最後一次盛宴，它們的成功模式難以複製。如果我們當一次事後諸葛亮，來冒昧地分析評點，斯他汀類藥物的成功至少有兩個不可或缺的條件，感謝布洛赫，感謝金帥和棕帥的研究，膽固醇代謝可能是人類迄今為止理解的最為清晰詳盡的生命過程，這保證了藥物開發者在試圖征服高血脂的時候，對戰場的細節瞭若指掌，他們知道哪裡是敵人的軟肋，哪裡密布地雷和陷阱，與此同時，全球億萬高血脂患者的健康需求提供了巨大的商業機會，任何一種有良好藥效的降脂藥，哪怕僅僅是切下這塊大蛋糕的一角，就足以讓它的開發者賺得荷包滿滿。

隨著降脂藥市場的充分開發，人類醫藥健康市場上可能再也沒有這樣研究透徹、市場巨大的待摘果實了。

像阿茲海默症、帕金森氏症、自閉症這樣大家耳熟能詳的疾病，確實患者人數眾多，市場機會巨大，但是這些疾病的基礎研究仍處在相當初級的階段，藥物開發者走入的是烏雲密布、滿是陷阱的戰場。相反地，很多發病機制非常清晰的疾病，特別是像高雪氏症、血友病這樣的罕見遺傳病，儘管藥物開發的

門檻較低，但是由於患者群體過於小眾，往往難以動員藥物開發者充分的熱情。

立普妥神話的終結，可能也就預示著製藥工業界需要徹底改變自己長久以來的藥物開發流程和盈利模式——事實上我們也已經看得到這樣的變化。越來越多的藥物開發者開始關注那些規模遠不如高血脂市場，卻仍然存在旺盛需求的疾病領域。工業界與學術界的交流和合作愈加頻繁，企圖在疾病的基礎研究領域首先取得突破，為藥物開發打好基礎，與此同時，開發困難但仿製容易的小分子藥物也在逐漸失去了工業界的寵愛，很多人的目光轉向了各種大分子蛋白和單株抗體類藥物。

立普妥退場了，而我們高血脂的故事還在繼續，新的希望已經出現在地平線上。

老疾病的新戰線

「小眾」疾病有大用

我們本章故事的主角當然是高血脂，但是細心的讀者可能已經發現，當我們說到高血脂的時候，其實分別代表了兩種非常不同的疾病。

一種當然是我們日常所見的高血脂——那種產生自不健康的現代生活方式（特別是不健康的飲食和運動習慣）的代謝疾病。理論上也許所有人都有機會被這種病纏上，只要他／她血液中總膽固醇和低密度脂蛋白的含量超過了某條警戒線。另一種則是相對「小眾」的，由於遺傳因素導致的疾病——家族性高膽固醇血症。在我們曾經講到的約翰·戴斯普塔體內，一個特殊的基因——低密度脂蛋白受體基因——出現遺傳突變，無法為身體的膽固醇工廠踩煞車。

這種「小眾」的高血脂，對於正在閱讀這本書的你們來說，真的有任何意義和關聯嗎？

而我必須首先聲明，大眾和小眾疾病在高血脂的故事裡反覆出現，同時成為故事的主角，是有著深刻的科學原因的。

讓我們先多聊幾句這些「小眾」的疾病吧。在現代醫學的詞典裡，能夠清楚命名和定義的疾病有成千上萬種。

我們或許可以按照病因，把它們粗略地畫在一條連續的光譜線上，光譜的中央地帶分布著絕大多數的疾病種類，它們是由先天遺傳因素和環境因素共同導致的。

光譜的一端是完全由外在因素引起的疾病，代表是病原微生物引發的疾病，例如人類免疫缺乏病毒引起的愛滋病、結核分枝桿菌引起的肺結核等。在日常生活中經常困擾我們的感冒發燒，絕大多數也是由細菌或病毒感染引起的。

而光譜的另一端則是完全由內在因素引起的疾病，也就是我們要說的遺傳病了。我們知道，我們每個人高矮胖瘦、頭髮和皮膚的顏色等性狀，絕大部分是由我們從父母親那裡分別繼承來的兩套 DNA 遺傳物質所控制的。高中生物課本上的例子大家可能還記得，比如單眼皮還是雙眼皮、血型是什麼、捲舌與否這些性狀都是遺傳因素決定的，如果人類基因組上某個或者某幾個特定基因，因為某些原因出現了 DNA 遺傳密碼的改變，很可能就會導致人體某種生理功能的異常，這樣的疾病就被稱為遺傳病。

與約翰‧戴斯普塔的情形類似，有許多遺傳病是單個基因遺傳突變導致的。血友病是一個廣為人知的單基因遺傳病：在血友病患者體內，編碼和生產凝血因子的基因存在遺傳缺陷，導致一旦出血就會血流不止。高雪氏症也是一個相似的例子：它是由於人體中負責編碼和生產葡萄糖腦甘脂酵素的基因產生

突變導致的，在這些患者體內，葡萄糖腦甘脂大量累積在各種器官內部無法降解，進而出現包括生長遲緩、肝脾大、語言和意識障礙等許多症狀，根據目前估計，單基因遺傳病有超過一萬種，它們的發病機制、發病率和嚴重程度千差萬別。比如說，我們在瘦體素故事裡講到的先天性瘦體素缺陷症，這種疾病發病率極低，迄今全世界報導的患者數量也僅有幾十人，而血友病和高雪氏症的發病率就要高得多，可能達到數萬分之一。當然無論如何，與那些動輒威脅億萬人健康的「大眾」疾病相較之下，任何一種遺傳病的患者群體總是小眾的、孤獨的、容易被忽略的。

罕見病和孤兒藥

　　絕大多數的遺傳病發病率都很低，可以籠統地歸入「罕見病」這一範疇。可想而知的是，由於發病率低、關注度小，很多遺傳病的發病機制都沒有經過詳細的研究，而同時又因為市場空間小，追逐利潤的公司往往沒有多大興趣為這些患者開發藥物，少數存在的藥物（這些藥物因其稀少被稱為「孤兒藥」）也往往有著極其昂貴的定價。罕見病患者無疑是不幸的：在身患疾病的同時，他們往往還得不到社會足夠的關注、醫療保障體系足夠的支援、科學家和藥物開發者足夠的熱情。為了鼓勵針對罕見病的基礎研究和藥物開發，很多國家推出了相關法律，例如美國早在1983 年就通過了所謂「孤兒藥法案」，為開發孤兒藥的公司提供審批快速通道、稅收減免、更長的專利保護、研究補貼等，歐

盟和日本也隨後通過了類似的法律。在我們的故事裡，立普妥正是利用這一點獲得了快速審評和優先上市的機會。與此同時，公共和商業保險公司也逐漸涵蓋了更多的孤兒藥物，讓更多的患者能夠接受昂貴的藥物治療。與此同時，大量的非政府組織也利用各自的方式喚醒大眾和國家機構對罕見病患的關注，前一陣子全球流行的「冰桶挑戰」，正是為了支持「漸凍人」而發起的，這種疾病學名叫作肌萎縮性脊髓側索硬化症，發病率僅為十萬分之一，著名物理學家史蒂芬·霍金（Stephen Hawking）也身患此症。

既然如此，我們這些幸運的「大多數」，為什麼還要關心這些「小眾」的疾病？

當然，每個人的生命都是平等的，罕見疾病的患者也需要，並且得到關注和支援。可是我想說的是，即便是暫時拋開倫理和道德層面的考量，人們關注「小眾」疾病，還有著更深刻的科學原因。

還是回到約翰·德斯普塔的例子吧。是的，約翰罹患的是一種非常罕見的高血脂遺傳病，我們已經講過，這種疾病的發病是由於患者體內的低密度脂蛋白受體出現遺傳缺陷所引起的，這種罕見遺傳疾病的發病原因，和絕大多數的高血脂患者都不同。

但是別忘了，在我們的故事裡，來自小約翰的細胞是一份珍貴的饋贈，它幫助達拉斯的兩位帥哥科學家真正理解了人體細胞中膽固醇工廠的煞車機制，為斯他汀類藥物的閃亮登場鋪

平了道路。

這背後的道理說白了很簡單，大眾疾病往往原因紛繁複雜，中間既有許多環境因素的誘發，也有大量遺傳因素的貢獻，任何單一因素的貢獻都可能小到忽略不計，而患者的年齡、性別、種族、飲食習慣、疾病史各種變數又糾纏其間，會讓我們很難抽絲剝繭地從中找出最關鍵的疾病驅動因素，並且對症下藥；而「小眾」遺傳病往往患病原因非常單一而清晰——約翰的病僅僅是一個基因突變的結果，那麼科學家和醫生就可以在相對純粹的系統裡深入研究疾病的發病機制、研究基因與疾病的關係、研究潛在的藥物治療方法，而從「小眾」疾病研究中獲得的資訊，往往又可以推廣到更大眾的疾病領域去。

在高血脂的故事裡，這樣的小眾反哺大眾的情形一再出現。約翰‧戴斯普塔幫助我們理解了膽固醇的煞車，而接下來的故事裡，一位完美女人又幫助我們發明了新一代的降脂藥物！我們必須充滿感激地說，遺傳病患者都是折翼的天使，但他們卻幫助更多的人獲得了重返健康的機會。

PCSK9 基因

讓我們從 2003 年開始，重新講述我們的高血脂故事，就在人們以為，在接近半個世紀的探索，膽固醇合成調控的全部祕密已經大白於天下的時候，來自法國尼克爾病童醫院的科學家們在這一年發現了一類全新的人類家族性高膽固醇血症。

在此之前，人們已經發現了兩種基因突變能夠導致家族性高膽固醇血症，一種就是我們已經講到過的約翰‧戴斯普塔體內的基因突變：位於患者細胞表面的低密度脂蛋白受體發生突變，進而失去了結合和回應低密度脂蛋白的能力；而第二種基因突變則發生在低密度脂蛋白自身。遺傳學家們發現，如果低密度脂蛋白的組成單元——脂蛋白 B（ApoB，apolipoprotein B）發生突變，同樣也能引起類似的疾病。從原理上說，兩種遺傳突變的結果是類似的：在患者體內膽固醇的生產失去了煞車，導致肝臟永不停息地大量製造膽固醇，導致血液中膽固醇含量異常升高。

20 世紀晚期，遍布全球的內分泌科和心臟科醫生接診和治療了許多家族性高膽固醇血症的患者，這些患者體內，兩個基因中至少有一個存在遺傳突變，無一例外。

但是這一次，事情起了變化。尼克爾病童醫院的凱薩琳‧布瓦羅（Catherine Boileau）和她的同事們發現，在一個龐大的法國家族裡，連續三代都有人出現了典型的高膽固醇血症的症狀。簡單來說，一個患病的爺爺，把疾病遺傳給了自己的兩個兒子和三個女兒，還有一個孫子，但布瓦羅很快地確認，這個大家庭裡面並沒有出現上述兩個已知基因的任何遺傳缺陷。

很明顯地，這個家族中潛伏著一種全新的疾病，如果找到他們患病背後的遺傳因素，也許能幫助我們進一步理解甚至治療這種疾病。於是，布瓦羅和她的同事們決定利用連鎖分析的

技術，尋找這個家族疾病的真凶。

在瘦體素的故事裡我們已經講到了連鎖分析的精彩案例。傑弗瑞・弗里德曼正是通過小鼠連鎖分析的方法，在八年努力後找到瘦體素基因的。簡單來說，根據基因的連鎖與交換定律，兩個基因在 DNA 鏈條上的物理距離越近，兩者發生交換的機率就越低，因此，在子孫後代身體內兩者「連鎖」在一起的機率就越大。如果我們知道兩個基因之間緊密連鎖，就可以判斷它們必然緊密相鄰，這時候我們若已經知道其中一個基因的具體位置，就可以順藤摸瓜找到另一個基因的位置了。

為了完成連鎖分析，弗里德曼讓肥鼠反覆雜交繁殖，在它上千的老鼠子孫中分析基因連鎖的機率。顯然，布瓦羅不可能把人當成老鼠來雜交繁殖，但幸運的是，她發現的這個法國家族子孫繁盛，爺爺奶奶一共養育了 9 個子女和 20 個孫子孫女，這些天然的「雜交後代」已經足夠讓她做一番遺傳學分析了！於是到了 2003 年，布瓦羅和她的團隊終於正式報導了一個名為 PCSK9（前蛋白轉換酶枯草溶菌素 9 ／ proprotein convertase subtilisin ／ kexin type 9）的基因，他們聲稱，正是 PCSK9 基因序列中的遺傳突變導致了這種基因的功能異常增強，產生了一種全新的家族性高膽固醇血症。

人類遺傳學的魅力在這裡展露無遺。如果說大多數生物學家需要在實驗室裡類比、假設、研究複雜的生物學過程，那麼人類遺傳學家完全不需要類比和假設。人類遺傳學家的研究物件就是人體本身，他們的實驗室是整個人類社會，他們的工具

就是幾十億地球人生生不息地繁衍!

一種全新的「小眾」高血脂病,一個全新的高血脂致病基因 PCSK9。

一石激起千層浪。

說來也巧,就在布瓦羅找到 PCSK9 基因的前後,達拉斯兩位帥哥科學家(這時候也許稱呼他們為兩位帥老頭科學家更合適了)的學生們一直在進行著一項工程浩大的研究專案。醫學博士出身的海倫·霍布斯(Helen Hobbs)與生物學博士出身的喬納森·科恩(Jonathan Cohen)合作,希望用一套全新的研究方法重複兩位老師的巨大成功。(圖 3-13)

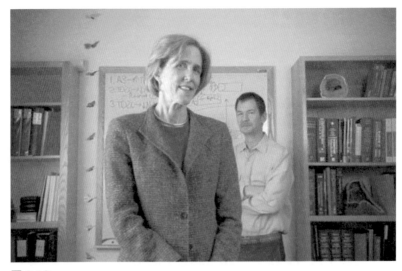

圖 3-13
達拉斯的另一對科學搭檔:海倫·霍布斯(前)和喬納森·科恩(後)。
他們的合作研究為新一代降脂藥物打開了大門。

　　世紀之交，萬眾矚目的人類基因組計畫啟動實施。當時的許多政界領袖和科學家都把基因組計畫當成是和曼哈頓工程（原子彈計畫）、阿波羅工程（登月計畫）相提並論的偉大工程。透過對人類46條染色體、30多億個DNA鹼基對的識別和解讀，人類也許能在微觀尺度上徹底理解自己。當然，如果用批判的眼光回頭審視，我們會發現，知道了人類基因組的全部編碼序列，其實距離理解每一個鹼基、每一個基因到底發揮了什麼樣的作用仍然相去萬里，但是我想誰都不會否認，人類基因組序列的清晰描繪從很大程度上改變了我們理解自身的方式，也促進了臨床醫學的進步。用美國前總統歐巴馬的話說，當年花在基因組計畫上的每一塊錢，在今天已經帶給我們一百四十塊錢的超額回報。

　　霍布斯和科恩的研究深深地植根於人類基因組計畫。他們展開了一項涵蓋三千多人的大規模研究，對每一個接受檢查的人，他們都收集了一整套生理指標：身高體重、血壓、體脂含量、血脂含量、低密度脂蛋白含量等——當然，還有每個人的DNA。他們兩人的假設是這樣的：這麼一個龐大的群體中遺傳多樣性是非常高的，裡頭一定存在各式各樣稀奇古怪的遺傳突變，影響了個體的生理指標——其中當然也包括血脂水準的變化。那麼如果從中先找出那些血脂出現異常變化的個體，再分析其基因組資訊，也許就能找出許許多多影響血脂水準的新基因和新機制。

　　在布瓦羅報導 PCSK9 基因的時候，霍布斯和科恩剛剛結束

他們的樣本收集工作，他們敏銳地意識到，重大發現的機會來了。

霍布斯和科恩馬上重新查閱了厚厚的檔案袋，把裡面所有低密度脂蛋白顯然低於常人的「異常健康」樣本都重新翻了出來，既然 PCSK9 基因功能增強會導致高血脂，那麼這些異常健康的低血脂人群體內 PCSK9 基因應該功能減弱才對。

他們的實際發現要比這個預測更具說服力，霍布斯和科恩發現了一位完美女人──他們某位研究物件的小女兒，一位身體健康的黑人女性。這個完美女人的體內，由於遺傳突變，PCSK9 蛋白的水準低到可以忽略不計，低密度脂蛋白水準更是低到普通人的十分之一！

於是，從布瓦羅到霍布斯和科恩，PCSK9 基因和血脂水準的關聯被強而有力地建立起來：PCSK9 基因功能增強導致高血脂，而 PCSK9 基因的遺傳缺陷導致低血脂。

而可能更重要的是，這位完美女人的存在本身就證明，如果能夠設計一種藥物，專一性地去除人體內的 PCSK9 蛋白，就可以高效地治療高血脂，而不需要擔心副作用。別忘了，這位完美女人從出生那天起體內就沒有任何 PCSK9 蛋白，但這絲毫不影響她擁有健康的身體，事實上，她本人還是一名專職健身教練！

全新降脂藥

短短數年裡，大西洋兩岸的兩個獨立研究專案機緣巧合地碰撞在一起，將 PCSK9 從一個鮮有人問津的無聊基因，變成了治療高血脂的新希望。

事實上，PCSK9 的好運氣還不止於此，關於它的第三條線索也逐漸浮出水面了。

2003 年，就在布瓦羅的團隊報導 PCSK9 基因的那一年，美國紐約洛克菲勒大學的簡·布萊斯勒（Jan Breslow）實驗室也在一項小鼠研究中偶然發現了這個基因的身影，他們發現，如果給小鼠大量餵食膽固醇，小鼠肝臟中許多基因的活動性出現了明顯地下降，其中也包括 PCSK9——這個當時布萊斯勒一無所知的基因，而在看到布瓦羅的論文之後，布萊斯勒實驗室的研究立刻全力指向這個神祕的基因，在短短幾個月的時間內，他們證明了 PCSK9 蛋白的功能，居然就是降解老鼠肝臟的低密度脂蛋白受體。

別忘了，約翰·戴斯普塔的故事告訴我們，低密度脂蛋白受體是膽固醇煞車板的重要組件，正是因為缺了低密度脂蛋白受體，約翰才罹患了家族性高血脂。因此，布萊斯勒實驗室完美解釋了布瓦羅、霍布斯和科恩的發現，為什麼 PCSK9 的增強會導致高血脂，而其缺陷會導致低血脂？正是因為這種蛋白會強而有力地抑制低密度脂蛋白受體，它是膽固醇煞車板的煞車板！

　　與人們對膽固醇合成及其調控機制的研究相較，人們對PCSK9 的理解快得驚人。

　　同樣，與斯他汀類藥物相比，人類利用 PCSK9 治病救人的速度也快得驚人。

　　製藥公司的目標很明確，在斯他汀類藥物紛紛失去專利保護，降脂藥市場陷入一片混戰的情形下，他們需要更新、更好、更有說服力的新藥來重新搶占市場制高點。

　　製藥公司的方法也很簡單：既然 PCSK9 如此重要，那就想辦法抑制 PCSK9 的活性吧。

　　仿照斯他汀類藥物，一個常規的思路就是尋找天然的或者是人工合成的小分子化合物，與 PCSK9 蛋白結合並抑制其活性——實際上到今天，立普妥的東家輝瑞還在考慮這個可能性，然而這個思路並沒有取得太好的進展，也許一個原因是，我們人體中類似 PCSK9 的蛋白質太多了！設計一個小小的化合物，讓它和 PCSK9 蛋白特異結合，卻不影響其他類似蛋白質的功能非常困難。

　　這也是整個小分子製藥面臨的一大技術挑戰。對於許多人類疾病來說，可以用於藥物開發的目標蛋白或多或少總是有一些的，如果能夠成功地激發或者抑制這些目標蛋白，就可以有效地治療疾病，但是，想要找到或者設計出一個結構簡單的小分子化合物，讓它在無垠的細胞海洋中目不斜視地拒絕其他蛋白的誘惑，不屈不撓地找到這些散落各處的目標蛋白，然後如

膠似漆地與之結合，不離不棄，難度是非常大的。也正是這個原因，在現實的藥物開發中，許多已經在實驗室的培養皿裡被證明可以有效識別並影響目標蛋白的化合物，一旦進入動物和人體試驗，就會出現這樣那樣的問題並導致最終的失敗：化合物無法順利在體內溶解進入循環、化合物被無情地降解排泄、化合物找不到要進入的細胞甚至找到了也無法進入、化合物與無關蛋白大量結合帶來的副作用……等，事實上，在典型的小分子藥物開發流程中，平均 250 個進入動物實驗的小分子化合物，只有 1 個會順利通過臨床試驗的檢驗進入市場。

於是這一次，製藥巨頭們不約而同地選擇了另外一條道路：利用單株抗體技術，抑制 PCSK9 的活性。

大家可能都聽說過抗體這個詞。它是人體內天然存在的一類蛋白質，這類蛋白質的結構（下頁圖 3-14）千變萬化，擁有無窮無盡的可塑性和創造力，正是依靠這種創造力，抗體能夠肩負起為人體抵禦外來病原入侵的重任，不管什麼樣的危險物質進入人體，人體裡都能找出一種抗體分子，恰巧像鎖和鑰匙一樣精確地識別這種危險物質，並引發身體的免疫反應與之對抗，各種狡猾的病原微生物，也正是通過高頻率的遺傳突變不停地改造自己，以逃脫人體免疫系統的識別和攻擊。

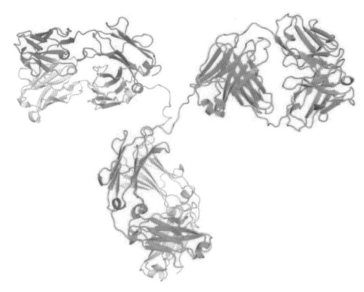

圖 3-14

一個抗體蛋白質的三維結構模型。抗體比典型的小分子藥物（例如上述的斯他汀類藥物）大了許多（分子量要大上數百倍），也複雜了許多。在人體內，抗體蛋白利用「Y」形的兩條側鏈結合並識別各式各樣的外來危險物質，側鏈蛋白質的構成千變萬化，賦予了抗體蛋白高度的多樣性和特異性，單株抗體類藥物正是利用抗體的這個特點，人工設計製造出能夠定點識別某種疾病相關蛋白的抗體分子。

單株抗體類藥物正是利用了抗體分子精確識別和對抗的能力。它其實就是一種人工篩選和製造的抗體分子，這種人工抗體分子進入人體之後，同樣可以精確而高效地識別和攻擊一種目標蛋白，進而發揮治療疾病的功能。

拋開技術細節不談，單株抗體類藥物至少有兩個小分子藥物難以比擬的優勢，在技術上，由於單株抗體蛋白分子本身源自人體，而且具備極高的特異性，它們比小分子藥物更容易被

人體接收利用，也更能避免副作用；而從商業上來說，儘管和小分子藥物一樣，單株抗體類藥物也存在專利失效的問題，但是單株抗體類藥物本質上是一個尺寸和複雜程度都遠超過小分子藥物的巨大蛋白質，生產單株抗體對一家公司乃至一個國家的生物技術能力有極高的要求，市場壁壘森嚴。而且，這些對工藝和品質控制的潛在要求也無形中塑造了藥物使用者的忠誠度，客觀上可以阻止副廠製藥廠利用低成本優勢來搶占市場。

單株抗體類藥物

　　如果說小分子藥物的生產工廠像一個化學實驗室，那麼單株抗體類藥物的生產工廠就像一個發酵工廠了。和小分子藥物不同，單株抗體類藥物本身是體型巨大的蛋白質，人類目前尚無成熟的技術手段在實驗室人工合成，因此需要借助細胞自身的力量，單株抗體的生產簡單地描述是這樣：首先將需要被抑制的目標蛋白（比如 PCSK9 蛋白）注射到動物體內，動物的免疫反應隨之被引發，大量的 B 型淋巴細胞被刺激產生，它們可以合成和分泌精確識別 PCSK9 蛋白的抗體，之後，這種 B 淋巴細胞被取出，小心翼翼地與試管裡的癌細胞融合在一起，這種融合後的細胞兼具癌細胞不停分裂增殖和 B 細胞生產抗體的能力，進而能源源不斷地為我們生產 PCSK9 抗體。當然，在實際情況裡，單株抗體的生產要遠比這個複雜得多，對一家公司乃至一個國家的生物工程能力的要求極高。

療效和安全性可控，商業上有競爭優勢，於是在短短數年間，敏銳而奮進的製藥巨頭們蜂擁地進入這片充滿希望的田野。2015 年夏天，兩個 PCSK9 單株抗體類藥物獲得了美國食品藥物管理局的批准上市，這時候距離布瓦羅的團隊報導 PCSK9 基因，才過了 12 年，要知道，從 1959 年人們發現膽固醇「發動機」蛋白——HMG-CoA 還原酶，到第一個能夠抑制這種「發動機」蛋白的藥物美乏脂於 1987 年才上市，人們等了足足 28 年！

看到這個，不知道我們該慶幸 PCSK9 驚人的好運氣和單株抗體類藥物的美好前景，還是該為剛剛離去的小分子化合物黃金時代，致上深切的敬意和感激，還有同情。

然而無庸置疑的是，在 PCSK9 的故事裡，科學發現又一次帶給我們改善自身健康的全新希望。不管是布瓦羅還飽受病魔摧殘的法國高血脂家族，還是霍布斯、科恩和他們展開的三千多人的達拉斯人口普查，又或是布萊斯勒實驗室在小鼠模型上進行的 PCSK9 的最初研究，在科學家還埋首於自己的科學探索時，普羅大眾很難一下子理解，自己的血汗錢有沒有被科學家們花得物超所值。

是啊，不就是影響幾十口人的罕見遺傳病，不就是幾千個人的血脂調查，不就是幾隻小老鼠身上的生物學研究嗎？比起救助窮孩子們上學、幫流浪漢們填飽肚子、建幾座金碧輝煌的大廈、主辦一場普天同慶的體育盛會，到底有什麼樣的實際意義？我又為什麼要為此打開荷包呢？

希望高血脂的故事，能給您一個滿意的回答。

Chapter 4

•

甜蜜的疾病

糖尿病早已是眾人皆知的世界性流行病。根據國際糖尿病聯盟（International Diabetes Federation, IDF）的估算，2013 年全球糖尿病患者已經逼近 4 億人（下頁圖 4-1）。而在中國，據 2013 年的官方資料，18 歲以上成年人的糖尿病發病率已經高達 11.6%，絕對患者數已經突破億人，甚至有人開玩笑說，地球上最流行的疾病，除了流行性感冒大概就是糖尿病了！

可是你們真的瞭解這種疾病嗎？糖尿病和我們剛剛講過的脂肪又有什麼關係？為什麼有些人出生沒多久就得了糖尿病，有些人要中年發福之後才會得？而如果假設你是一名醫生或者科學家，當一位糖尿病患者走到你面前的時候，你究竟需要什麼樣的探索和實驗，才能確切無疑地告訴他或者她到底得了什麼病？又需要什麼樣的創造和發明，才能幫助他或者她恢復健康？

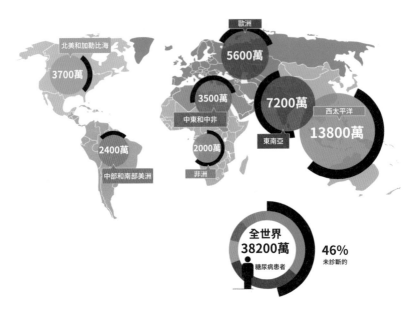

圖 4-1

2013 年全世界糖尿病患者的人數分布。

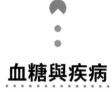

血糖與疾病

　　大家對糖尿病這個名詞大概都不陌生。說得驚悚一點，在你們看這篇文章的時候稍稍停頓一下，心裡默默數上七八個熟悉的親朋好友的名字，那麼按照機率，這七八個人當中可能就有一位糖尿病患者。因為根據中國 2013 年的官方資料，中國大陸 18 歲以上成年人的糖尿病發病率已經高達 11.6%，絕對患者數已經突破億人。

　　糖尿病的流行趨勢絕非中國獨有。按照國際糖尿病聯盟的估算，2013 年全球糖尿病患者已經將近 4 億人，2014 年全球有近 500 萬人死於糖尿病及其併發症，而且根據預測，糖尿病發病率還在持續地快速增長——至 2030 年，全球發病率甚至可能翻倍！有人開玩笑說，除了流行性感冒，糖尿病乃是人類社會第二常見的疾病，這話倒並非完全是危言聳聽，要知道，讓許多人談虎色變，每到秋冬都心驚膽顫的流行性感冒，每年全球感染率是 5%~10%（成人），每年流行時都會產生 300 萬～500 萬的嚴重病例，帶走 25 萬～ 50 萬人的生命。單純比較發病率的話，糖尿病可說是當之無愧的疾病之王，加上病死率的話，流行性感冒在糖尿病面前只能算是小巫見大巫了！

在開始寫這一章之前，我也諮詢了一些親朋好友。發現大家在提到糖尿病時，大概都知道這種疾病和血糖水準有關，少數人也能提到胰島素的作用，不過說起為什麼過高的血糖水準有害，胰島素到底又是幹什麼的，許多朋友並不清楚。在故事的開頭，還是讓筆者花一點筆墨，給讀者們稍微說明血糖、胰島素和糖尿病之間的關聯吧。

血糖減壓閥

大家的理解沒錯，糖尿病確實是一個和血糖——血液中的葡萄糖——水準密切相關的疾病。

葡萄糖可不是一個簡單的分子，它的生命史本身就是一部傳奇。葡萄糖是一種由 6 個碳原子為骨架構成的碳水化合物分子，它可能是整個地球生物圈裡，被利用和儲藏得最廣泛的碳水化合物了，甚至有理論認為，在生命尚未出現的，數十億年前的太古海洋中，已經有金屬離子在催化著葡萄糖分子的分解，構成了生命原始的化學約束力。（圖 4-2）

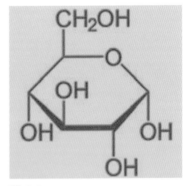

圖 4-2

葡萄糖的化學結構。化學分子式 C6H12O6，相對分子品質 180.16，密度 1.54 克每立方米，熔點 146 攝氏度，水溶性極高，是地球有機生命共同的能量之源。

在今天的地球上，仍有巨量的細菌，和幾十億年前一樣，把葡萄糖當成最主要的能量「載體」，當需要能量來維持其生存和新陳代謝時，細菌將每一個葡萄糖分子投入十步嚴格控制的生化反應，產生兩個叫作三磷酸腺苷的能量「貨幣」，而細菌也會利用太陽能或是環境中的化學能源，源源不斷地合成更多的葡萄糖分子，儲備起來以備不時之需。

大家可以看到，這套葡萄糖合成—儲存—分解系統的核心在於，環境中起伏不定，甚至稍縱即逝的能量，例如寒冷冬天裡的一絲陽光或是海底火山噴出的高濃度含硫熱泉，以葡萄糖分子的形式被有效地物質化，極大地延長了能量穩定供應的週期，為有機生命在險惡多變的自然環境中生存提供了有力保障。

可能也正因為如此，葡萄糖分子作為能量載體的功能，歷經億萬年進化，在幾乎所有的地球有機生命中都保留了下來，不僅如此，比細菌更複雜的生物，像動物和植物，對葡萄糖分子的利用更是花樣翻新。

一方面，高等生物通過更複雜的化學反應，理論上從每一個葡萄糖分子中最多可以榨取出 38 個能量貨幣三磷酸腺苷，這使得葡萄糖分子作為能量載體的效率大大地提高了；而另一方面，在這些複雜生物中，單個葡萄糖分子更是被進一步合成為更加穩定的大分子物質（例如澱粉和肝糖），並在特定的細胞裡儲存起來，為生物體提供更長久、更穩定的能量儲存。舉例來說，在一個成年人體內的骨骼肌和肝臟裡，儲存了多達 500 克的肝糖分子，可以隨時為身體供能；而不少植物更是在根、

莖、和種子裡大量地儲備澱粉，在滿足自身存活需要的同時更是（無可奈何地）為人類提供了從烤馬鈴薯、綠豆湯到揚州炒飯的各式美食。

馬鈴薯傳奇

馬鈴薯起源於南美洲，並在明朝末年傳入中國。這種特別的茄科植物為了高效儲存能量，發育出了極度肥大的地下莖，其內容物主要是葡萄糖分子所形成的澱粉：每 100 克濕重中澱粉含量可達驚人的 15 克，這種被後人命名為馬鈴薯的地下能量倉庫，確保了這種植物在南美安地斯山的高寒氣候中能夠健康成長，而在 7000 ～ 10000 年前，人類的先民們慧眼獨具地挑中了這種植物開始培育和栽種，並逐漸將其作為重要的食物來源。直到今天，馬鈴薯已經成為全球第四大糧食作物，養活了大量人口和難以計數的牲畜。說起來，馬鈴薯在人類歷史中留下了不可磨滅的印記，開始於 1845 年的愛爾蘭大饑荒，主要就是因為馬鈴薯晚疫病導致馬鈴薯大規模減產而引發的，這場饑荒迫使上百萬的愛爾蘭人移民北美，深刻地改變了愛爾蘭和美國的人口結構和歷史走向，對於中國來說，馬鈴薯的引入間接造就了著名的康乾盛世：中國人口從乾隆年間的 1.4 億快速上升到道光年間的 4.3 億，其中就有馬鈴薯的巨大助力，近年來，馬鈴薯主糧化的呼籲又一次地進入了中國人的視野。

　　小小細菌對能量的需求，理解起來並不那麼複雜。這麼小一個細胞，缺能量了就分解葡萄糖，不缺能量了就儲備葡萄糖，但是人類的身體由上百萬億個細胞構成，這些細胞的大小、形狀、位置和能量需求各式各樣，極度複雜，而葡萄糖分子卻又主要儲備在肌肉和肝臟這兩塊相對集中和獨立的地方。那麼一個麻煩的問題就來了：我們身體裡的細胞那麼多，不同的細胞對能量的需求又總是在變動之中，我們的身體又是如何判斷什麼時候缺乏能量，又是怎麼通知肝臟和肌肉，並從中提取葡萄糖分子以供身體需要呢？

　　我們身體的應對思路是這樣的：他強由他強，清風拂山崗，他橫由他橫，明月照大江。

　　想要設計開發出（或者說，由進化發展出）一套信號採集系統，即時監測身體上百萬億細胞的能量需求，然後迅速的產生一對一的反應是不實際的，這套系統即便是能開發出來，可能需要用上的細胞數量不會少於需要被監測的物件，監測本身動用的能量可能還要高過實際需要的能量，這種疊床架屋的思路不是進化所擅長的。

　　我們身體的對策是，不需要專門照看每個細胞，只要設計一套血糖調節系統，保證身體血液循環中的葡萄糖水準保持恆定即可，在這套系統的操縱下，身體所有的細胞都可以穩定地從血液中汲取葡萄糖分子作為能量來源，如果能量需求提高，血糖調節系統可以為血液注入更多的葡萄糖，以提供充足的能量供應；如果細胞此時不需要那麼多能量，那麼這套血糖調節

系統也可以及時停止將更多的葡萄糖輸入至血液當中，甚至回收過剩的葡萄糖分子，防止血液中累積不必要的高濃度糖分子，變得太「甜」了。

我們身體裡的這套血糖調節系統，主要就是兩個蛋白質分子的作用：胰島素（insulin）和升糖素（glucagon）。（圖4-3）

兩個分子的功能恰好相反。胰島素的功能是血糖「減壓」：當血液中葡萄糖水準過高時，胰腺中的胰島素合成細胞——貝塔細胞（beta cell）——啟動分泌程式，將胰島素釋放入血液，血液中的胰島素能夠指揮我們的身體細胞——主要是肌肉細胞和脂肪細胞，將血液中的葡萄糖分子大量「吸收」進去、合成肝糖再儲存起來；同時命令那些能

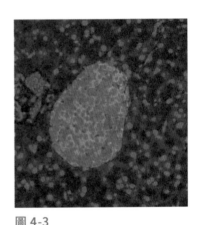

圖4-3

顯微鏡下的胰腺組織。其中貝塔細胞（紅色）和阿爾法細胞（綠色）清晰可見。我們在後面還會反覆提及這兩團功能極其重要的細胞，大家可以看到，負責血糖「減壓」和「升壓」的細胞，彼此非常靠近，事實上它們之間也存在著複雜的相互作用，進而實現血糖的精確調節。

夠生產葡萄糖的細胞——主要是肝臟細胞——不要再生產葡萄糖了，雙管齊下開「流」節「源」，血液中的葡萄糖水準立刻就會下降。

反過來，升糖素的功能則是血糖「升壓」：當血糖水準過

低時，胰腺中的阿爾法細胞（alpha cell）能夠分泌功能和胰島素恰好相反的升糖素，它可以開「源」節「流」，向血管中注入更多的葡萄糖分子。

當然，這套血糖調節系統比我們上面說的要複雜得多，事實上，身體並不必要，也沒有能力把血糖水準始終維持在一個刻板的直線水平上，人體的能量主要來自食物，而我們並非每天 24 小時一刻不停、一定速度地吃一種質地均勻的顆粒狀食物，一般而言，我們一天就吃三頓飯，三餐之間短則幾個鐘頭，長的話就不一定（依我們工作或者玩網路遊戲的狀態而定），每頓飯的食物需要為我們提供幾個小時的能量。因此可以想像，在每頓飯之前我們感到飢餓的時候，血糖水準是處在一個相對低谷；而飽餐一頓之後，血糖又會有一個急遽飆高的尖峰時刻。舉例來說，按照美國糖尿病協會（American Diabetes Association, ADA）的建議，空腹狀態下血糖的正常水準在 4~5.5 毫摩爾／升（70 ～ 100 毫克／ 100 毫升）附近，餐後的血糖合理水準則應該在 7.8 毫摩爾／升（約 140 毫克／ 100 毫升）以下。（下頁圖 4-4）

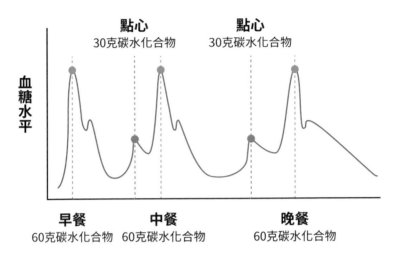

圖 4-4

一天當中的血糖波動。我們可以看到，血糖水準在進餐或者小點心前後會有急遽的波動，進食之後，食物中的葡萄糖進入血液引起血糖飆升，而之後血糖水準迅速下降，這主要歸功於胰島素的「減壓」功能。

　　而正因為如此，除了維持血糖在一般狀態下的穩定水準之外，胰島素還肩負著在餐後尖峰時刻力挽狂瀾，維持血糖水準不要高得太離譜的艱鉅使命，與此同時，我們人類作為雜食，甚至還偏好肉食的動物，食物中除了碳水化合物之外還有頗多蛋白質和脂肪等能量分子，這些能量分子的代謝又和葡萄糖之間有著複雜和微妙的關係。總而言之，我們身體這套血糖調節系統，特別是胰島素這個血糖減壓閥，其意義是怎麼強調都不為過的。

　　這個減壓閥的工作原理也沒有想像得那麼簡單。我們做一個簡單的類比吧，大家可能都知道我們日常生活裡也有一個常

見的減壓閥，安裝在壓力鍋上，負責控制鍋內的壓力，它本質上就是一個沉甸甸的小秤砣，壓在壓力鍋上一根細細的導管上，如果鍋內的壓力太大，空氣沖出導管頂起秤砣，就能夠減小鍋內壓力，壓力鍋正是靠這個東西，來確保鍋內壓力不會太大的。

小小一個壓力鍋減壓閥，其實也有兩個可以獨立討論的功能。首先，減壓閥要有一個「感受器」，用來監測鍋內壓力的變化，這個功能就是由那個鐵秤砣實現的，秤砣的重量經過精密的計算，能夠保證它在鍋內壓力超過安全水準的時候被頂起。其次，減壓閥還有一個「反應器」，當「感受器」檢測到危險信號，秤砣被頂起的時候，能夠迅速反應，降低氣壓。這個功能，毫無疑問就是那根細細的導管實現的。

以小見大，我們身體中的血糖「減壓」系統，雖然比區區一個壓力鍋要複雜和精密許多倍，但是其基本的工作原理還是類似的。

首先，我們還是需要一個血糖「感受器」，即時監測血液裡的葡萄糖水準究竟怎麼樣了，這部分的功能，其實就是靠調節胰島素的分泌來實現的，當血糖水準太高時，葡萄糖分子能夠借助一個葡萄糖運輸蛋白的幫助，跨過細胞膜進入胰腺貝塔細胞內，進入細胞的葡萄糖能夠引發一系列的快速化學反應，最終導致胰島素的大量釋放。這套高血糖→胰島素分泌的系統，恰似壓力鍋減壓閥的鐵秤砣，可以非常靈敏地監測到血糖水準的異常升高。

然後我們還需要一個血糖「反應器」，在血糖水準太高的

時候打開，起到迅速降低血糖的作用，這個功能則是靠身體細胞對胰島素的反應實現的，血液中的胰島素分子會隨著血液循環擴散到全身各個地方，當它們接近那些負責儲存葡萄糖的肌肉和脂肪細胞，或那些負責生產葡萄糖的肝臟細胞時，會識別出這些細胞表面的胰島素受體蛋白，引發這些細胞的回應。肌肉和脂肪細胞會立刻為葡萄糖大開方便之門，吸納血液中的大量葡萄糖，並轉換成肝糖儲存起來。與此同時，肝臟細胞則會馬上給葡萄糖生產線踩煞車，防止更多的葡萄糖被生產出來進入血液，這套胰島素分泌→血糖下降的系統正恰似壓力鍋的排氣管，可以非常高效地降低過高的血糖水準。

親愛的讀者們，這套系統有沒有讓你們覺得有點耳熟？我們故事開頭提到的瘦體素，是不是也控制了這樣一個精妙的負回饋調節系統？脂肪太多→瘦體素升高→食慾下降→脂肪減少，血糖太多→胰島素升高→血糖降低，兩個故事的主人公不同，但是都有一樣的舉重若輕走鋼絲的本事。

那麼問題就來了，這套看起來如此精密、萬無一失的血糖調節系統，又是怎麼和糖尿病這種如感冒一樣常見的疾病扯上關係的？胰島素的失敗，和瘦體素的失敗有沒有什麼相似性呢？

糖尿病的兩個面目

為了回答上面的問題，咱們必須稍微聊幾句糖尿病的來頭。

簡單來說，糖尿病就是以血糖水準的異常升高為指標的疾病。很多人說，糖尿病是種「富貴病」、「現代病」，而糖尿病的發病率攀升，確實也和工業革命、食品工業的發展、平均收入水準的升高有關。但我們必須澄清，糖尿病其實是一種非常古老的疾病，糖尿病的文字記載，甚至可以追溯到人類文明的幼年時期。

1874 年，古埃及學家埃伯斯（Georg Ebers）發現了一本寫在紙莎草上的古埃及醫書，經考證該書創作於西元前 1500 年前後，埃伯斯如獲至寶，並迅速將其翻譯出版，這本書從此便以埃伯斯古醫書（Ebers Papyrus）之名流傳於世。在這本書中，古埃及的醫生們記載了一種「多飲多尿」的疾病，甚至還記載了利用穀物、水果和甜酒對此進行治療的過程。據信，這是迄今為止發現最早關於糖尿病的文字記載。（圖 4-5）

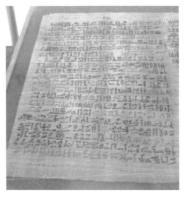

圖 4-5

埃伯斯古醫書，現存最早的醫學文獻之一，全書共 110 卷，約 20 米長，書中記載了大量疾病症狀（包括癌症、糖尿病和精神疾病）的描述，以及混合了巫術和草藥的各種治療方案，該書現存於德國萊比錫大學博物館。

而差不多在同時期，古印度的醫生們也注意到，有一些患者的尿液會吸引大量的螞蟻和蒼蠅，經過簡單的實驗，他們發現這些患者的尿液中含糖量很高。在古代中國，最遲在兩千年

前的東漢時期，人們已經記載了糖尿病的症狀，隋代的《古今錄驗方》中也記載了「小便至甜」的觀察，甚至藥王孫思邈在唐代已經第一次提出糖尿病的運動和飲食療法，建議少吃麵食、多運動，這幾乎和當下醫生們給糖尿病患者的生活建議不謀而合。

而就像我們熟知的大多數重要科學發現一樣，古代世界裡關於糖尿病最詳盡的報導和探究來自於古希臘人。卡帕多奇亞的阿萊泰烏斯，西元 2 世紀前後的古希臘醫生，在書中如此描述糖尿病患者的症狀，至今讀來如在眼前：

「糖尿病是一種可怕的痛苦疾病……肉身和骨頭被不停地融化變成尿液排出，（患者的）生命是短暫的、令人不快的和痛苦的……難以抑制的口渴、大量飲水和排尿、五臟六腑都被烤乾了……患者受噁心、煩躁和乾渴的折磨……並會在短時間內死去。」

在古代希臘羅馬的榮光暗淡之後，先人的智慧被埋藏在中世紀的黑暗中長達千年，直至文藝復興的到來。阿萊泰烏斯的上述報導在 16 世紀被重新發現，現代糖尿病的英文名（diabetes mellitus）也在這段時間內被最終確定，糖尿病的這兩個詞 diabetes 和 mellitus 分別代表「多尿」和「甜」。因此糖尿病這個病名，恰如其分地包含了這種疾病主要的兩個症狀：古埃及醫生發現的「多飲多尿」，古印度和古代中國醫生發現的「尿甜」。

瞎扯了半天歷史，主要還是要引出咱們的正題：剛剛和大

家分析過的、我們身體裡精密的血糖調節系統，是怎麼和上面說的這種多尿、糖尿、痛苦而且要命的疾病扯上關係的呢？

為了方便分析，需要請大家再次回憶一下壓力鍋減壓閥的原理：鐵秤砣是「感受器」，負責即時監測鍋內壓力的變化；細細的導管是「反應器」，一旦壓力太大，立刻排泄出多餘的空氣。可以想像，這兩個系統哪一個出了故障，都可能會導致鍋內壓力異常升高，最終把好端端的壓力鍋變成隨時可能爆炸的空氣炸彈。

如果我們的血糖減壓系統出了這兩個方面的故障，是不是也會導致血糖的異常增高，進而引發糖尿病呢？

先說這個血糖「感受器」。咱們說過，血糖升高→胰島素分泌，就是我們身體裡天然存在的血糖感受器，如果這套系統出了故障，比如說，如果我們胰腺裡的貝塔細胞不知為什麼大量死亡，進而大大地破壞了胰島素的正常合成，那麼不管血糖如何飆高，胰島素就都無法分泌了，換句話說，就是不管血糖水準多高，身體都壓根檢測不到！這樣的後果是顯而易見的，沒有胰島素，血糖水準無法下降，就會出現高血糖和糖尿病。

再說這個血糖「反應器」。咱們也說過，胰島素能夠打開肌肉和脂肪細胞的葡萄糖通道，吸收血液中的葡萄糖，並變成肝糖儲藏起來，也可以通知肝臟細胞停止生產更多的葡萄糖，如果這套系統出了故障，比如說如果我們的肌肉、脂肪和肝臟細胞因為某種原因不再聽胰島素的指揮，不管來多少胰島素分子喊「芝麻開門」，肌肉和脂肪都拒絕吸收葡萄糖，肝臟也拒

絕停下葡萄糖的生產線，那麼結果還是一樣——血糖不可遏止地上升，進而帶來糖尿病。

而這兩種系統失靈的情況，正好對應了我們熟知的兩種糖尿病。血糖「感受器」失靈的糖尿病就是第一型糖尿病，這是一種較為小眾的糖尿病，可能僅占所有糖尿病患者的 5%～10%，直到今天，人們仍不完全清楚第一型糖尿病的發病機制，我們目前所知的是，第一型糖尿病應該是一種自身免疫疾病，也就是說，因為某種未知的因素，人體的免疫細胞——那些本應積極攻擊外來危險物質的身體守衛者，突然開始瘋狂攻擊專門合成胰島素的貝塔細胞，並將它們一一殺死。大家可能已經從不少影視作品裡瞭解到第一型糖尿病患者的日常生活：他們必須極度注意飲食和生活方式，每天幾次的血糖監測以及胰島素注射更是不可少，不知道大家有沒有意識到，電影電視劇裡的第一型糖尿病患者往往是兒童，而這一點倒是有科學支持的，第一型糖尿病往往在患者幼年時期就已經發病，因此一度也被稱為「兒童糖尿病」或「青春期糖尿病」。

血糖「反應器」失靈的糖尿病就是第二型糖尿病——一種更加主流的糖尿病。簡單來說，雖然患者體內胰腺貝塔細胞產生胰島素的機制總體而言還在運轉，但是肌肉、脂肪和肝臟細胞卻失去了對胰島素的回應，這背後的機制，老實說其實我們到現在瞭解得也並不十分清楚，但是這裡不妨帶領大家想像一下。

胰島素促進肝糖合成和壓制葡萄糖生產是一個複雜的過程：

胰島素要找到人體細胞表面的胰島素受體蛋白，啟動一系列的細胞內化學反應，進而讓細胞打開大門吸收更多的葡萄糖，或者停止合成更多葡萄糖。這裡面任何一個步驟的失調都有可能帶來胰島素功能的失效：細胞表面的胰島素受體是不是太少啦？細胞上的葡萄糖大門怎麼叫都叫不開？細胞內合成肝糖的生產線受到干擾？葡萄糖生產踩不住煞車？特別要提醒大家值得注意的是，和第一型糖尿病不同，第二型糖尿病的發病與身體的整體代謝狀況有明顯的流行病學關聯，超重和肥胖、缺乏運動、高血壓和高血脂，都是第二型糖尿病的重要風險因素。

「吃貨」的疾病

看到這裡，相信很多讀者開始慢慢意識到這本書裡好多種疾病的潛在關聯了。我們的故事裡講到了兩種肥胖症：一種極其罕見的，由於瘦體素基因遺傳突變導致的先天性瘦體素缺陷症；和一種更加常見的，由於飲食和運動失調導致的肥胖症。我們的故事裡也講到了兩種高血脂：由幾種遺傳突變（例如低密度脂蛋白受體突變）導致的家族性高膽固醇血症；和更加常見的、由於飲食和運動失調導致的高血脂。在這裡，我們又一次講到了糖尿病的兩種面目：一種較為罕見的，由於免疫機能失調引發的第一型糖尿病；另一種更加常見的，由於飲食和運動失調導致的第二型糖尿病……是的，你沒有理解錯！現代的生活方式，特別是飲食結構的變化（高糖、高脂、高熱量等）和運動的缺乏，是這一系列代謝疾病全球氾濫最主要的幕後黑手。就像我們在故事裡反覆

講到的那樣，在漫長的進化史裡，人類和人類的祖先總是處在食物匱乏的危險環境裡，多吃、少動、節約能量以備不時之需，是保障我們的物種成功延續到今天的法寶，而這個法寶在現代社會中卻成了多餘乃至有害的東西，它讓我們難以抵抗無處不在的美食誘惑，它讓我們總是難以堅持必要的運動。從這個角度說，每一個現代人類都是天生的「吃貨」，而肥胖、高血脂、糖尿病，在很大程度上就是「吃貨」的疾病，可以想像，現代人類和這些「吃貨」疾病的戰爭將會無休止地持續下去，克服我們的「吃貨」本能，就像諺語所述「邁開腿，管住嘴」，值得我們每個人銘記在心。

說到現在，相信讀者們已經開始理解葡萄糖到底有什麼用，胰島素怎麼穩定血糖，而精巧的血糖調節系統又是怎麼和糖尿病扯上關係的。我們接下來的問題是：血糖高了為什麼就是一件壞事？高血糖是怎麼導致古希臘醫生阿萊泰烏斯描述的口渴、多尿、消瘦乃至死亡的後果的呢？

高血糖導致消瘦和死亡是容易理解的。高血糖本身就意味著身體失去了吸收儲存血液中葡萄糖分子以備不時之需的能力，換句話說，我們從飲食中獲取的碳水化合物，除了極少部分被立刻利用起來維持生存，絕大多數都通過血液循環（之後進入尿液）白白地浪費掉了，從這個角度想的話，其實糖尿病與慢性營養不良和絕食無異。

同時，營養不良有一個更可怕的副作用，我們說過，葡萄

糖是人體細胞最主要的能量分子，這一點對於大腦來說更是如此，身體的其他細胞偶爾還可以從蛋白質和脂肪中獲取緊急能量，但大腦的功能幾乎完全依賴葡萄糖的穩定供應，人體在極度缺乏葡萄糖供應的時候，會不得已啟動程式，消耗體內的脂肪合成酮體為大腦緊急提供能量。

而酮體合成的過程會導致血液酸化，進而引起一種嚴重的急性疾病：酮症酸中毒，重症糖尿病患者往往口氣有一股濃重的酸臭味，其原因也正是酸中毒。

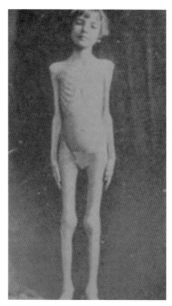

如果得不到有效治療，絕大多數糖尿病患者面對的，就是這樣的慢性死刑判決！他們的親朋好友，不得不在絕望和無助中，慢慢看著生命力從他們的身體中抽絲剝繭地離去，慢慢等待他們的消瘦和死亡。（圖 4-6）

糖尿病患者的多飲多尿和乾渴症狀，解釋起來要稍微麻煩一點，然而我們的故事後文還要提到這個，因此在這裡就先多嘴幾句。

血液中多餘的葡萄糖，最終通過尿液排出了體外（這也是患者的

圖 4-6

第一型糖尿病患者的照片。年僅 11 歲的她此時骨瘦如柴，正在靜靜地等候死神來敲門，不過值得慶幸的是，這張照片攝於 1922 年，一個屬於糖尿病患者的奇蹟年，就在那一年，胰島素被用於治療糖尿病。照片裡的這個孩子最終得救了。

尿液裡糖分很高的原因），尿液其實來自血液：當血液流經腎臟的時候，經過腎臟的反覆吸收產生了聚集廢物的尿液，在這個過程中，我們的身體很注意節約用水：產生的尿液水分會盡可能地被重新吸收利用，只排出高濃縮的尿液，但是如果尿液中葡萄糖含量太高，尿液濃縮功能就大受影響，因此大量寶貴的水分就因此隨尿液排出體外，隨之而來的後果就是，糖尿病患者如果沒有經過有效治療，就會在不斷地大量飲水、大量排尿的乾渴循環中痛苦掙扎。

除了這些糖尿病的直接後果之外，如果血糖水準得不到嚴格控制，高濃度的葡萄糖還會導致更多、更可怕的併發症。

比如糖尿病腎病（發病原因大家可以通過上文的介紹自己思考），因為血糖過高引起的眼部併發症，甚至失明，因為長期末梢血管流動性變化帶來的糖尿病足病等，這些糖尿病併發症會帶來長期的健康威脅和昂貴的社會醫療成本，值得引起我們的最高警惕和注意。好了，看到這裡，大家可以闔上書本，一起回憶一下關於糖尿病的知識了：

葡萄糖是地球生命最重要的能量分子；葡萄糖流經血液，為身體的所有細胞提供能量；胰島素作為血糖減壓閥，精密監控著血液中的葡萄糖水準；胰島素系統的功能可以類比壓力鍋減壓閥，血糖升高導致胰島素分泌，而胰島素促進血糖的降低。

如果血糖減壓閥的感受器或是反應器失靈，會導致血糖飆升和糖尿病。

　　糖尿病除了多飲多尿、消瘦死亡的直接後果，還有一系列很嚴重的併發症，因此，我們需要高度關注這種疾病的預防、管控和治療。

　　可是，怎麼治呢？

　　事實上，從糖尿病被古代世界的醫生們發現和記錄開始，到 20 世紀初胰島素被發現和用於治療糖尿病，在長達三千多年的歷史上，人類對糖尿病始終束手無策，人類和糖尿病糾葛千年的歷史，在絕大多數的篇章裡，血淚斑斑地寫滿了人類的痛苦、絕望和失敗。

　　人類認識自我、改善自我的道路，從來都走得這樣百轉千迴。就讓我們從胰島素開始，講講在過去的百年裡，人類的英雄們是怎麼樣把一個幾乎等同於死刑判決的疾病，變成如今可以有效管控的慢性疾病吧。

胰島素傳奇

糖尿病和胰島素

為了說清楚糖尿病的治療，我們首先必須搞清楚一個問題：糖尿病患者到底是哪裡生了病，和胰島素又有什麼關係？

在之前的故事裡，我們已經從上帝視角俯瞰了一下血糖調節系統的工作原理，理解胰島素在其中的作用，以及為什麼這套系統失靈會導致糖尿病。

但是如果我們站在一個凡人的視角，特別是一位兢兢業業的古代醫生的視角，想要釐清糖尿病患者到底是身體哪裡生了病，其實是一件非常困難的事情。

從我引述的文字記錄中大家可以看到，糖尿病在古代醫生的筆下是一種理所當然的全身性、系統性的疾病。口渴、多飲多尿、精神煩躁、疲憊無力、消瘦死亡……這些對症狀的描述即便是今天看起來也很難簡單地把這種疾病歸結到某一個特定的器官、特定的物質或者具體的成因上去。因此，也難怪古代的醫生們往往會把這種疾病歸究為玄之又玄、某種形而上的解釋，神怪、氣血、陰陽、五行不一而足。

　　就拿咱們中國的傳統醫學來說吧，成書於春秋戰國時期的經典醫書《素問》裡就討論過糖尿病的成因：「……必數食甘美而多肥也，肥者令人內熱，甘者令人中滿，故氣上溢，轉為消渴。」雖說我們的先人早在兩千年前已經正確意識到飲食結構（「甘美」、「多肥」對應了高脂、高糖的飲食）對於糖尿病的誘發作用，但是說到病因的解釋，簡單一句虛無縹緲的「氣上溢」卻未免令人不知所云，而為什麼氣上溢就會導致糖尿病更是語焉不詳。差不多同年代的《靈樞》書中也討論了消渴症的所謂內因「五臟皆柔弱者，善病消癉」，然而，我們也同樣不明白如何定義身體器官的「柔弱」，而柔弱的五臟又是怎麼導致糖尿病的。

　　即便是用現代科學的標準來審查，想要老老實實地回答糖尿病到底是身體哪裡出了問題導致的，其實也並不容易。

　　讀者們也許會問，這有什麼不容易的？找幾個糖尿病患者來仔細做做檢查，或者對糖尿病患者的屍體做做詳盡的解剖分析，總能看出來哪裡出了問題吧？

　　這個聽起來簡單的技術性反問，其實倒無意間指出了現代科學研究的一個重要方法論：如何區分相關性和因果性。

　　就拿上面這個讀者的建議來說吧，假如我們真的按照他／她的建議去做了，動用了最先進的醫療設備，對活著的糖尿病患者和去世患者的屍體進行了從裡到外的全面檢查，發現患者的不少器官都出了問題：患者的胰腺似乎有部分細胞死亡、患者的脂肪組織極度萎縮、患者的眼球晶狀體充滿雲霧狀的沉積、

患者的足部產生了糜爛，那麼，我們是不是就能說，這些組織的病變是糖尿病的病因呢？

不能，我們可以很容易地設想，我們觀察到的這些現象，可能有些確實是糖尿病的「原因」，有些甚至可能是糖尿病的「結果」。更有甚者，這裡面有些現象可能和糖尿病一點關係都沒有，僅僅是恰好和糖尿病一起出現而已，就像在日常生活中，如果我們看到一個人領了獎金之後呼朋引伴的大吃一頓，結果餐桌上不小心丟了手機，回家以後又因為暴飲暴食而腹瀉不止，我們可以很容易地用日常經驗判斷，這幾個事件中，腹瀉是大吃一頓的結果，而發獎金是大吃一頓的原因，至於腹瀉和丟手機兩者並沒有因果關係，僅僅是因為同是出門大吃一頓的後果而「恰巧」同時出現罷了。

然而，具體到科學發現或者疾病研究，我們就沒有那麼多「日常經驗」可以借鑒，想要明白無誤地在非常複雜的糖尿病病程中準確地抽取出原因、結果或無關事件，難度還真的不是一般的大。說到底，即便我們懷疑胰腺缺陷、脂肪萎縮或者腳底糜爛是糖尿病的原因，我們也不能找一個健康的大活人當場開胸剖腹，人為地破壞掉他／她的胰腺、脂肪或者腳底板，來驗證我們的猜測吧？

現在讀者們應該可以理解了，僅僅是想要回答關於糖尿病的第一個問題：這種病到底是哪裡出了毛病，都不是件簡單的事情！

關於糖尿病病因的第一線曙光出現在 1889 年。兩位史特

拉斯堡大學的科學家正在試圖深入探索動物消化系統的功能，此時，位於胃和小腸之間的一個小小器官吸引了他們的注意，這個器官就是胰腺。這是個早在古希臘時期就被人們發現並命名的器官——但是長久以來人們都不知道它到底是做什麼用的，人體的胰腺細細長長的，僅有三四釐米長，看起來就是軟軟的一團血肉，史特拉斯堡大學的約瑟夫·馮梅林（Joseph von Mering）和奧斯卡·閔科夫斯基（Oskar Minkowski）因而有了一個簡單的猜想：既然胰腺的位置恰好在兩個重要的消化器官（胃和小腸）之間，而且又有導管與小腸連通，那麼，胰腺的功能可能是和消化有關，比如，它也許是為消化系統提供一些必要的消化液吧！（圖 4-7）

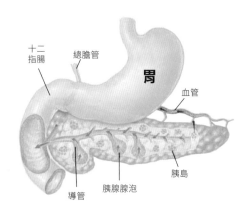

圖 4-7

胰腺示意圖。可以看到，胰腺的位置緊貼在胃和小腸這兩個重要的消化器官之間，並依靠胰腺導管與小腸連通，因此也難怪馮梅林和閔科夫斯基的最初猜測是胰腺與消化功能相關，現在我們知道，胰腺有兩個完全相互獨立的功能：胰腺腺泡合成消化所需的消化酶，並通過胰腺導管進入小腸；而胰島合成胰島素與升糖素，利用微血管直接進入循環系統。

　　而與傳統醫學中那些氣啊血啊這類讓人摸不著頭腦的概念不同，兩位科學家的假說是很容易驗證的，他們隨後找來幾條狗，在牠們身上開膛破肚動手術取出了胰腺，如果他們倆的假說正確，那麼幾隻可憐的小狗醒來之後的胃口一定不會太好，因為牠們少了一個重要的消化器官嘛。

　　曙光就是這樣意外降臨的。當小狗醒來並逐漸恢復之後，還沒等兩位科學家開始做實驗驗證它們的胃口和消化功能，飼養員大媽就匆匆忙忙地跑來，告訴了他們一個意料之外的不幸消息，幾隻小狗看起來出了點問題：本來訓練得好好的牠們開始肆無忌憚地隨地撒尿，搞得狗舍裡臭氣熏天，她打掃都打掃不過來，更有甚者，當時正值盛夏，滿地的狗尿吸引了成群結隊的蒼蠅，怎麼趕都趕不走，嗡嗡嗡的弄得實驗室連個插腳的地方都沒有。

　　「這狗一定是被你們動手術給搞壞了！」她憤憤不平地嚷著。且慢，且慢……正要安撫飼養員大媽的閔科夫斯基突然頓住了，親愛的讀者們，你們想到什麼了嗎？你們是不是還記得，早在之前上千年，古印度的醫生們已經記載了糖尿病患者的尿液能夠吸引螞蟻和蒼蠅，還帶著淡淡的甜味？是不是還記得中國醫書裡「小便至甜」的記錄？

　　閔科夫斯基敏銳地抓住了兩者看似八竿子打不著的微弱聯繫，難道，一個旨在研究消化功能的研究，竟然不經意地搞出了糖尿病這個大新聞？

閔科夫斯基家族

　　閔科夫斯基家族出了幾位重量級的大科學家。我們故事的主人公奧斯卡是俄國科學家，現代糖尿病研究的揭幕者，他和合作者馮梅林在 1889 年的偶然發現，建立了胰腺功能和糖尿病之間的因果關係，為最終純化胰島素提供了出發點。奧斯卡的弟弟赫爾曼‧閔科夫斯基（Hermann Minkowski）是愛因斯坦的老師，他最重要的貢獻是在非歐幾何框架內提出了四維空間的概念（所謂閔科夫斯基時空），為廣義的相對論提供了數學基礎。奧斯卡的兒子魯道夫‧閔科夫斯基（Rudolph Minkowski）是著名的天文學家，月球上的閔科夫斯基環形山是以他的名字命名的。

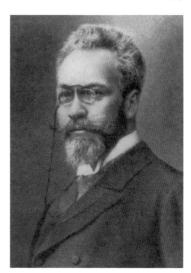

奧斯卡‧閔科夫斯基。

　　兩位科學家迅速地調整了研究的方向，他們開始仔細地審查胰腺摘除手術和小狗尿液含糖量的關係，在 1889 年年底，他們聯名發表了一篇論文，第一次在現代科學意義上建立了胰腺和（狗的）糖尿病之間的關係。他們宣稱摘除胰腺的小狗會很快開始出現血糖升高、多尿和糖尿的糖尿病典型症狀，直到數

週後死去，其症狀和病程都與人類的糖尿病非常類似，根據這一現象，他們猜測，人體胰腺當中應該存在某種未知的、可以降低血糖水準的物質，而這種物質隨胰腺摘除手術消失，正是糖尿病的病因。

在黑暗中掙扎了 3000 年後，因為一個偶然的機會，相關性一瞬間轉化為因果性，人類終於開始對糖尿病的祕密睜開了眼睛。

科學發現的歷程，有時候真讓人驚歎造物的神奇，又讓人感慨餘生的有限。

糖尿病的圖景在進一步變得明朗。1901 年，美國醫生尤金·奧培（Eugene Lindsay Opie）在接受醫學訓練時偶然發現，糖尿病患者的胰腺確實如馮梅林和閔科夫斯基預言的那樣出現了病變，但是，並非整個胰腺都出了問題，奧培在糖尿病患者的屍體解剖中發現，這些患者僅僅是胰腺中央部位的胰島——顯微鏡下看起來密集成團的小個頭細胞——出現了明顯的形態變化和萎縮。

這一發現非常重要。人們當時已經知道，胰腺是由兩個截然不同的結構組成的：參與消化的胰腺腺泡細胞和功能未知的胰島。因此，尤金·奧培關於胰島與糖尿病的發現，非常清晰地區劃開了胰腺的兩個截然不同的功能，讓科學家和醫生們從一開始就把目光聚焦到了正確的部位上去。

甚至，遠在科學家們真正找到這種神祕的血糖調節分子之

前，心急的人們已經給它起好了名字：胰島素（即從胰島中來的物質）！

科學家們接下來要幹的事情就順理成章了，既然已經知道胰島中能夠合成分泌某種神祕物質——名字都已經起好了，叫胰島素——這種物質能夠降低血糖，那麼把這種物質找出來，做成藥物給糖尿病患者用，不就可以降低血糖，治療糖尿病了嗎？

哦，有一個小小的技術問題，動物的胰腺提取液，本身是種渾濁不堪帶著異味和血絲的液體，裡面即便有這種神祕物質存在，也是混在一大堆無用，甚至有毒有害的雜質裡的，真要想做藥，先要把胰島素從裡面提純出來才行，當時西方世界的科學家們，可不相信吃什麼補什麼這種邏輯。

一場提純胰島素的科學競賽，由此拉開帷幕。

百年之後，當我們回顧科學技術史，仍然會覺得 20 世紀初是如此的令人神往。

1901 年，馬可尼的電報飛越大西洋，新舊大陸之間從此天塹變通途，地球村的預言開始從物理上實現，在歐美兩塊大陸上，趕新潮的富人們開始在鬧市裡操縱著他們的新玩具——一種叫汽車的東西，而這種冒著黑煙嘎嘎作響的怪物將在之後的整整一百年中成為地球工業文明的象徵。巴黎和倫敦的沙龍裡，不管是闊太太還是專欄作家，都在津津樂道地討論著一種叫作「X 射線」的古怪玩意兒，聽說這種看不見摸不著的東西能夠

穿透人體，在膠片上留下全身骨骼的陰影，而這個古怪玩意兒將很快在實驗室裡和第一次世界大戰戰場上同時大放異彩。在遠離喧囂的瑞士伯恩，專利局的同僚們早已習慣了那個工作時總是心不在焉、想事情的年輕審查員，這個年輕人將在 1905 年用幾篇劃時代的論文，重建整個物理學大廈和人們習以為常的一整套世界觀，他的名字叫作阿爾伯特·愛因斯坦（Albert Einstein）。

而我們可敬的生物學家也在試圖跟上這歷史的節奏，20 世紀的最初幾年裡，新舊大陸的科學家們展開了尋找胰島素的競賽。

德國醫生喬治·佐勒爾（George Ludwig Zuelzer）把大量的牛胰腺磨碎浸泡，簡單去除不溶於水的沉澱之後，得到了一些非常粗糙的提取液。在 1906 年，他甚至冒險把這種來歷不明的液體注射給一位快要死去的糖尿病患者，並且「似乎」看到了一點點治療效果，然而隨著他的液體用完、患者死去，一直到最後佐勒爾也難以確認這些液體是不是真的有救命的奇效，而最接近成功的嘗試來自 1916 年，羅馬尼亞的生物學家尼克拉·帕萊斯庫（Nicolae Constatin Paulescu）將他自己製備的胰腺提取液注射給糖尿病狗，明白無誤地觀察到了血糖水準的下降。

差不多在同時代，新大陸的科學家們，比如芝加哥大學的斯科特（E. L. Scott）和洛克菲勒大學的克萊納（Israel Kleiner），也都利用自製的胰腺粗提液，或多或少地觀察到了

對血糖的控制作用，當後人回顧這段科學史的時候，一個水到渠成的推想便是，再給這些人類的英雄們 10 年的時間，哦不，可能 5 年也就足夠了，他們就能夠發現和提純胰島素，並利用這種蛋白質分子的神奇功效，治療時刻深受折磨的糖尿病患者們。

可惜歷史容不得假設。從佐勒爾到帕萊斯庫，從斯科特到克萊納，終日只知道埋頭探索的科學家，像一片不起眼的樹葉，被迅速捲入了大時代的洪流，他們的研究，他們的天才努力，就此戛然而止。

1914 年 7 月 28 日，奧匈帝國因費迪南大公被刺事件向塞爾維亞宣戰，第一次世界大戰爆發。在這場邱吉爾稱為「騎士精神從此消失」的戰爭中，人類貪婪和殘忍的本性通過機關槍、毒氣、坦克和被稱為絞肉機的大小戰役，被無比真實地暴露在陽光下，直到百年後的今天，仍在我們的頭頂若隱若現。

幾位科學家身不由己被捲入了戰爭，不是實驗室被軍方徵用於軍事用途，就是自己本人也進入了軍隊，於是，發現胰島素的時間被生生推遲了數年，幾年時間在人類歷史上只算是一剎那光陰，卻不知道有多少糖尿病患者沒有等到最後的希望，而發現胰島素的榮光，也最終駕臨遠離戰火的新大陸。

1922 年，加拿大醫生班廷宣布，他發現了胰島素。

小人物和他的大時代

1920 年 11 月 8 日，一位名叫弗雷德里克·班廷（Frederick Grant Banting）的年輕醫生走進了加拿大多倫多大學醫學院生理學系主任約翰·麥克萊德（John James Richard Macleod）的辦公室。

「教授，我有個新點子，也許可以用來提純胰島素，就是那種來自胰腺的，能夠快速降低血糖的物質。」

一個小人物就此走進那個波瀾壯闊的大時代。親愛的讀者們，在下面的故事裡，你們將會看到，儘管在大時代的洪流中，人類世界那些最精英的頭腦顯得如同一片漩渦中的樹葉那樣無助，但是一個真正的小人物，如果擁有了無比堅定的決心和勇氣，也同樣有可能挺身而出，成為整個時代的象徵。

請原諒我把偉大的弗雷德里克·班廷爵士，胰島素的發現者，諾貝爾獎金的獲獎者，加拿大的國家英雄和無數糖尿病患者的救星描述為「小人物」。實實在在地說，在 1920 年那個重要的時間點，在面對胰島素的戰鬥中，他確實是個不折不扣的小人物。

為什麼這麼說？

讓我們先回憶一下在 1920 年之前，科學家在追尋胰島素的道路上取得的成就吧：1889 年，馮梅林和閔科夫斯基的開創性工作已經明白無誤地提示動物胰臟能夠產生一種物質（也就是人們假想中的胰島素）有效地控制血糖，他們的工作同時還

建立了第一種糖尿病的動物模型（胰腺摘除的狗）。1901年，尤金・奧培的工作將胰腺的兩個功能在解剖學上清晰地區分開來：分泌消化酶的腺泡和分泌胰島素的胰島。而在「一戰」前後，美歐的多個實驗室已經初步證明，粗糙的胰腺提取物能夠降低血糖，但不幸的是，試圖從胰腺粗提物中純化出真正胰島素的工作，尚未取得成功就受到了戰爭的干擾。

基於這些成就和失敗，如果一個年輕人希望向提純胰島素這項偉大事業進軍，那麼他／她的理想狀態應該是這樣：對動物內分泌學和解剖學基礎知識有著精深的鑽研；熟悉狗的外科手術操作和糖尿病模型；有高超的生物化學功底使他／她可以進一步純化出胰島素分子；同時，他／她也應該熟悉領域內同行們已經取得的進展，並在此基礎上構思自己的研究方向。

而此時站在麥克萊德教授辦公室裡的班廷醫生，上面說的這些基本素養他可是一丁點兒也沒有！

事實上，沒有任何跡象表明，在多倫多以外200公里的小鎮倫敦行醫的班廷醫生，在此前的30年人生中，曾經和胰腺、胰島素、糖尿病的研究有過任何交集，或表達出任何興趣。因為生計所迫——他的診所實在是生意太過清淡——他在診所附近的大學謀得了一份兼職講師的工作，而在1920年10月30日晚，此次拜見麥克萊德教授之前僅僅一周，班廷開始準備一堂關於糖尿病的講義時，這個小人物的人生軌跡，才與關係到人類健康的這個重大謎題轟然相撞。

為了備課，班廷研究起了一篇剛剛發表的學術論文，在文

章中，來自美國明尼蘇達大學的研究者報導說，如果用外科手術結紮胰腺導管，那麼本來通過導管向小腸輸送消化酶的腺泡細胞就會慢慢萎縮死去，而與此同時，負責調節血糖的胰島細胞卻安然無恙。

這個結果讓初涉糖尿病話題的班廷無比興奮，帶著點熬夜太晚導致的精神恍惚，班廷在興奮中留下了一張滿是錯別字的筆記，筆記中滿帶著「糖尿病、胰島結紮、分離內分泌液、糖尿」這樣的關鍵字眼。如果試圖還原一下班廷當時的想法，那麼他想的也許是這樣：和在看這本書的大家一樣，班廷已經（剛剛）知道胰腺有兩個功能：腺泡細胞分泌消化酶，胰島分泌傳說中的胰島素。人們一直搞不定胰島素，大概是因為腺泡來的消化酶，能破壞胰島來的胰島素（實際上班廷不知道，早在大戰前歐洲的科學家已經能夠提取出有一點降糖功能的胰腺粗提液了），那麼，這篇學術論文裡提到的胰腺導管結紮手術，既然能殺死腺泡細胞，那麼是不是就可以更好地保留胰島素了？

帶著突然之間找到一個「天才」想法的巨大喜悅，這個懵懂的年輕人在一週後興沖沖地前往多倫多大學麥克萊德教授的辦公室，希望得到這位舉世公認的內分泌和代謝領域權威科學家的支持，實現他提純胰島素的夢想。

麥克萊德理所當然地拒絕了班廷的要求。

和半生落魄的班廷不同，當年 44 歲的麥克萊德早已名滿天下。他在內分泌學、代謝生物學、生理學等諸多領域建樹頗深，是新大陸各大醫學院爭相延攬的學術巨擘，更重要的是，

和一週前才剛剛接觸糖尿病研究的班廷不同，早在十幾年前麥克萊德就已經開始了針對糖尿病的嚴肅研究，他熟悉這個領域裡同行們取得的所有成就和失敗，因此，當班廷興奮不已地拋出那個結紮胰腺導管、幫助提純胰島素的主意時，麥克萊德的心中已經在構思措辭，想怎麼禮貌地把這個瘋瘋癲癲的年輕人請出門了。麥克萊德知道，歐洲的同行們在提純胰島素這個問題上已經有不錯的進展，班廷結紮胰腺導管這個主意，即便不是荒誕不經，至少也是畫蛇添足、多此一舉，然而班廷沒有放棄。如果說這個小人物身上有什麼特質對他的成就有決定性的影響，那應該就是驚人的勇氣和堅持，班廷從小就是個確定了奮鬥目標就勇往直前的人：申請大學時第一年失敗，他又堅持一年，終於進入了多倫多大學醫學院；畢業前想參軍入伍，第一次申請因為視力太差失敗，他持續不斷地申請，終於如願以償；在戰場上他永不停歇地救助受傷的戰友，曾有一次連續 16 個小時工作不休，最終獲得十字勳章……蹙起的眉頭、直視前方的眼神、嘴唇帶起的堅毅的面部線條……從各種現存的班廷肖像上，我們還是能很容易地看出這個人物身上不屈不撓的決心和勇氣。

這一次他又把這種勁頭用在了麥克萊德身上，終於在幾個月的死纏爛打後，這個老牌的蘇格蘭紳士忍不住了，恰好麥克萊德在 1921 年夏天要回蘇格蘭老家度假休養，大概也是抱著聊勝於無的心態，麥克萊德允許班廷在那個暑假使用他設備精良的實驗室，嘗試一下胰腺導管結紮的主意，順便管教管教那些實驗室裡閒著無聊的大學生。

　　也許那一刻，這個老牌紳士心裡的想法是，讓這個不知天高地厚的年輕人碰碰壁，也許就不會再來煩我了吧！

　　於是這個勇往直前的小人物，終於開始用一己之力改變整個大時代的走向。

　　1921 年 5 月，班廷開始了他計畫中的實驗，麥克萊德在起身度假前，將自己管理的動物中心鑰匙交給了班廷，哦，還有班廷計劃中需要的 10 隻狗，以及一個懵懵懂懂的金毛小子查理斯·貝斯特（Charles Best）做他的助手，在講他們的故事之前，還是讓我們從科學角度，好好還原一下班廷醫生的實驗吧。班廷的想法我們已經講過，他希望首先結紮狗的胰腺導管，然後靜等狗的胰腺腺泡細胞——也就是專門分泌消化酶的細胞——完全死亡之後，再解剖收割狗的胰腺，切爛搗碎浸泡，從中提取粗提液，並期待把粗提液一步步去除雜質濃縮精華，最終從中提純出那個傳說中的胰島素分子。

　　且慢，既然這種神祕的胰島素分子迄今為止還只是個傳說，誰也不知道它究竟長什麼樣子，那在這切爛搗碎浸泡提純的過程中，班廷怎麼知道胰島素還在不在，有沒有被這一系列「大廚」的功夫給破壞掉呢？

　　換句話說，除了殺狗取胰的複雜工藝，班廷還需要一個檢驗的辦法，在一步步提純的過程中，不斷地告訴他溶液裡胰島素的含量是不是在逐步提高，雜質是不是確實在不斷減少，然而，既然胰島素到底是個什麼東西人們還一無所知，班廷他們唯一能做的，就是把提純過程中產生的液體一次又一次地注射

到糖尿病狗身上，看看小狗的血糖濃度是不是會下降，並根據這個來間接判斷他們手中的提取物裡面到底還有沒有胰島素，胰島素的量是不是在不斷地提高。

看到這裡你們應該能勉強描畫出班廷要做的實驗了吧！首先，可憐的狗狗們將會被分成兩組，一組將要被摘除胰腺，改造成氣息奄奄的糖尿病狗（回憶一下馮梅林和閔科夫斯基）；一組則要先結紮胰腺導管，待傷口恢復，胰腺腺泡死亡之後，再殺狗取胰，從中製備粗提液（回憶一下班廷看到的學術論文）。隨後，胰腺粗提液將要被注射到糖尿病狗的體內，看是否能夠降低這些狗狗的血糖水準，如果不行那麼所有的實驗必須從頭再來一遍，如果可以，那麼班廷就可以繼續用大廚的方法處理這些粗提液，每處理一步就注射給糖尿病狗狗，以確定降血糖的功效，周而復始，直到找出真正的胰島素。

在這整個實驗流程裡，班廷唯一可能有點熟悉的就是胰腺導管結紮這一步，而就這可憐的一點點「熟悉」，聽起來其實也很可疑：他只不過是從那篇明尼蘇達大學的學術論文上聽說了有這麼種手術操作而已！不過幸運的是，他所說服的麥克萊德是其他所有必需技術的大師：麥克萊德本人就精通胰腺摘除和糖尿病狗模型的建立（別忘了他已經研究了十幾年的糖尿病）；麥克萊德裝備精良的實驗室也引進了當時最先進的血糖測定方法；與此同時，麥克萊德自己雖然不擅長蛋白質的提純（也就是那些切爛搗碎浸泡的活計），他的麾下倒恰好有這麼一位人物，年少成名的生物化學專家——詹姆斯·克裡普

（James Collip），此時正好在多倫多大學訪問！

也許冥冥中真有天作之合，在 1921 年夏天的多倫多，為提純胰島素所做的所有準備工作已經就緒。

奇蹟，神蹟

實驗開始的時候並不順利。

不要忘了，在麥克萊德離開之後，儘管班廷和貝斯特最不缺乏的就是勇氣和幹勁，可是兩個人在給狗動手術上卻是不折不扣的新手——實際上，最早的胰腺摘除手術還是麥克萊德本人在離開前親自示範的！因此一點兒也不奇怪，麥克萊德留下的十條小狗沒多久就先後死在了手術臺上，原因是各式各樣的手術事故：失血過多、麻醉過度、術後感染……兩人很快不得不自掏腰包從市場上買回更多的狗。以至於到今天，多倫多大學醫學院的學生們之間都還流傳著，寵物狗在暗夜中神祕消失的傳說……

直到夏天快要過去的時候，兩個人才取得了成功，一隻編號為 92（也就是說，已經有 91 隻犧牲的小狗了）的糖尿病牧羊犬，在注射了班廷和貝斯特準備的胰腺提取液之後，又精神煥發地活了過來，一直健康地活到半個月之後！在此後的幾十年裡，班廷始終把這一刻作為他科學事業的最高峰——他終於如願以償地親眼看到了胰島素的神奇功效。

然而，對於打開上帝視角的你們而言，92 號病狗的故事大

概就談不上那麼精彩了，我們已經知道，實際上早在幾年前，德國醫生佐勒爾和羅馬尼亞科學家帕萊斯庫已經分別獨立地發現，胰腺粗提液確實能夠降低血糖。換句話說，在大戰結束後的遙遠新大陸，班廷他們能夠重複證明胰腺粗提液的功效固然可喜，然而，從科學進步的角度而言，班廷他們其實還沒有完成任何值得一提的新突破。

順道一提，根據史料記載，班廷一直到獲得諾貝爾獎的時候都還不知道佐勒爾和帕萊斯庫的工作，也不知道是該讚歎一句初生之犢，還是該嘲笑一句無知無畏。

恰好這時候麥克萊德度假回來了，作為老牌的糖尿病專家，麥克萊德迅速意識到了班廷工作的意義：儘管從發現時間上並不領先，但是至少班廷和貝斯特確確實實製備出了有血糖控制作用的胰腺粗提液。這樣，這個多倫多大學的團隊踏踏實實地站在了偉大發現的邊緣：有了粗提液，他們就可以繼續佐勒爾和帕萊斯庫被戰爭中斷的事業，真正開始提純胰島素了。

於是，班廷和貝斯特用一個暑假的成功，說服了麥克萊德繼續支持他們的研究。

隨後他們放棄了從小狗身上動刀提取胰腺粗提液，而轉向附近的屠宰場收集大量的廢棄牛胰腺，這樣明顯加快了他們的研究進度，而這個時候他們也開始意識到結紮胰腺導管是一件多此一舉的事情——可憐班廷那個深夜產生的「天才」想法，和那麼多死在手術臺上的小狗！他們發現只需要用酸化酒精浸泡牛胰腺，就能夠準備出具備血糖控制功能的胰腺粗提液，而

麥克萊德那邊的進度似乎更加美妙一點：麥克萊德建議乾脆連摘除胰腺製造糖尿病狗的工作也可以省掉，直接在正常的兔子身上檢測提取液能否降低血糖。兩相結合之下，班廷和貝斯特的實驗被簡化了許多倍：本來要在兩組小狗上分別動刀才能完成的艱難實驗，現在只需要跑一趟屠宰場再養幾隻小兔子就解決了。

而更重要的是克裡普的加入，這個科學家長久以來被大眾忽略，甚至被刻意刻畫成搶功勞的小人，但是他對於胰島素的真正發現居功至偉，和班廷、貝斯特和麥克萊德都不一樣，克裡普是正經的生物化學家，所擅長的不是給動物做手術，而是從一管誰也搞不清到底有什麼、渾濁的組織液裡真正分離出能救命的那一種純粹的化學物質。在正式加入胰島素純化的工作後，克裡普用一種讓班廷和貝斯特目瞪口呆的嫻熟技藝，很快摸索出了如何盡可能地排除胰腺粗提液中的雜物，製備出相對純淨的胰島素溶液的方法。（圖4-8）

終於到了1922年1月，一名叫萊昂納多·湯普森（Leonard Thompson）的重度糖尿病患，在多倫多總醫院接受了胰島素針的注射——人類有史以來的第一次胰島素治療開始了，一天之後，湯普森的血糖便恢復到正常水準，幾天後他就從奄奄一息中恢復了生機和活力，就這樣，班廷他們用一種近乎於神諭的方式宣告，糖尿病等於死刑判決的時代，終於一去不復返了。

多少年後，我們故事的當事人還能充滿憧憬地回憶著當年激動人心的景象。新大陸各地的糖尿病孩子們被父母爭先恐後

地送往多倫多，醫院沒有那麼大的病房可以容納這麼多患者，因此就安排了臨時帳篷，骨瘦如柴、奄奄一息的兒童們一個挨著一個躺在長長的帳篷裡，這一幕本來會讓所有人肝腸寸斷，但是此時看去卻是充滿生命的希望。醫生們從帳篷的一頭開始給孩子們注射胰島素針，一個接著一個注射下去，而還沒等醫生們前進多少，接受注射的孩子們就神奇地坐了起來，眼睛裡重新恢復了神采！第一個，第二個，第三個⋯⋯

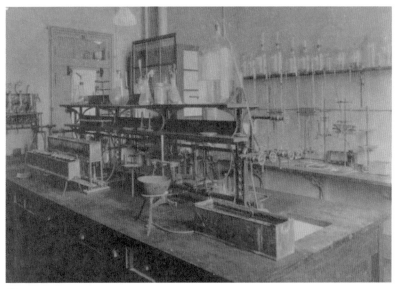

圖 4-8
多倫多大學，班廷、貝斯特、麥克萊德和克裡普用於提純胰島素的實驗室。

　　這是不折不扣的奇蹟，不，這是神蹟！它不是來自看不見摸不著的哪路神仙，它是現代科學的神蹟，是班廷、貝斯特、麥克萊德和克裡普的神蹟。

1922 年 5 月，麥克萊德代表四人研究團隊向全世界同行報告，他們提純出了胰島素，可以高效安全地治療糖尿病。

1923 年 10 月，瑞典皇家科學院授予班廷和麥克萊德諾貝爾生醫獎，在諾貝爾獎的歷史上，極少出現一項發現被如此迫不及待地加冕科學最高榮譽的情況，也許是因為，人們在黑暗中等待糖尿病剋星的出現，實在是等待得太久太久了。

諾貝爾獎爭議

諾貝爾獎是舉世公認的科學界最高榮譽，而圍繞諾貝爾獎的爭議也是多如牛毛，班廷和麥克萊德的諾貝爾獎幾乎是一經頒發就立刻引起軒然大波：這部分是因為兩名獲獎者在領獎後都宣稱獎金發錯了人，對方壓根不該得到這個獎，在歷史上這樣的風波還頗有幾次。1962 年諾貝爾生醫獎頒給了 DNA 雙螺旋結構的發現，獲獎者是沃森（James Watson）、克裡克（Francis Crick）和威爾金斯（Marice Wilkins），很多科學家及科學史家都認為實際獲得 DNA 晶體繞射圖的女科學家富蘭克林（Rosalind Franklin）更值得獲獎（當然，富蘭克林已經在 1958 年去世），而因為諾貝爾獎有一條「獎金最多三人分享」的規定，究竟這四個人誰不夠資格領獎就成了千古難題。2008 年的諾貝爾生醫獎授予了愛滋病病毒的發現者，獲獎的是兩位法國科學家，但本以為該獲獎的美國科學家蓋洛（Robert Galo）卻失之交臂，要知道，關於愛滋病病毒的發現權到底屬於哪個國家，美國和法國政府之間都打了不知道多久的口水仗！科學家也是人，對名譽和利益的追求無

可非議。

同樣是因為諾貝爾獎，多倫多大學這個四人團隊的矛盾就此公開和白熱化，不滿於諾貝爾獎忽略了他的助手貝斯特的貢獻，班廷在獲獎當天就宣布將獎金與貝斯特共用，並揚言諾貝爾獎更應該授予自己和貝斯特兩人，麥克萊德完全是研究的局外人，與此同時，麥克萊德也宣布佈將獎金與克裡普分享。

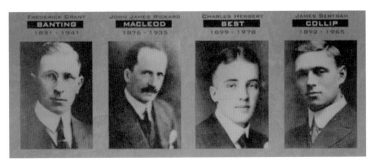

胰島素的四位發現者（從左至右）：班廷、麥克萊德、貝斯特、克裡普。不管諾貝爾獎如何頒發，也不管健忘的大眾到底能記得多少人的名字，是這四位人類英雄為我們帶來了胰島素，承認可以遲到，但是絕不應該永遠缺席。

在近百年後回望，我們清晰地看到四人團隊中的每個人都在胰島素的發現中不可或缺，貝斯特協助班廷開始了胰腺提取液的最初成功製備，並嘗試了使用酸化酒精從牛胰腺中大量提取的方法；麥克萊德為整個研究提供了技術和資金支援，同時利用自己的經驗為專案提供了不可或缺的指導，包括從胰腺切除手術改為用兔子模型檢測血糖；而克裡普，更是用他出神入化的生物化學手段，最終拿到了可以安全用於人體的胰島素樣品。

而班廷，這個半路出家的小醫生，因為一個事後被證明是多此一舉的「天才」想法堅持向胰島素進軍的小人物，也許正是他的勇氣和堅持，才把這四位英雄人物凝聚在一起，最終為整個人類帶來了戰勝糖尿病的第一線曙光。胰島素發現者這個稱號，他當之無愧，班廷這輩子似乎總是和戰爭與軍隊有緣，第二次世界大戰爆發後他第二次加入軍隊，參與了一系列軍事科學的研究專案，在 1941 年死於空難。人們相信，當時他正在參與一項極機密的軍事任務。

1989 年，在他曾經行醫的小鎮倫敦，一束名為「希望」的火炬被英國伊莉莎白女王鄭重點燃，用來紀念這位小人物的偉大貢獻。（圖 4-9）

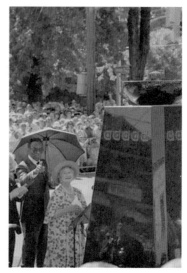

圖 4-9

希望火炬（Flame of Hope），位於加拿大安大略省倫敦鎮的班廷廣場，於 1989 年 7 月 7 日由英國伊莉莎白女王親手點燃。這束火炬將一直燃燒，直到人類最終發現治癒糖尿病的方法，並由這一方法的發明者親手熄滅，這束火炬是紀念更是提醒：提醒人們在最終戰勝糖尿病和其他人類疾病的道路上，還有很多很多的工作要完成。

這束火炬將一直燃燒在以班廷名字命名的廣場，直到另一位班廷式的英雄，為全人類徹底治癒糖尿病。這束火炬也將照亮所有為人類健康努力工作，上下求索著的英雄們，照亮他們

前方的黑暗，照亮他們堅毅的眼神，這種希望最終將為我們帶來更美好的生活、更健康的身體和更多關於自然、關於我們自己的奇蹟。

胰島素上市場

胰島素被發現了，但是它距離真正走向全世界，救治千萬患者，還有很長的路要走。

大家不要忘記，即便班廷和貝斯特能夠利用酸化酒精浸泡從屠宰場的牛胰臟裡提取出可以降低血糖的溶液，即便克裡普能夠運用他高超的生物化學技巧盡可能地除去溶液中的雜質，他們最終應用在患者身上的，本質上還是一管褐色、有點渾濁、看起來挺可疑的不明液體而已。

這些胰島素發現者們將溶液中的胰島素含量盡可能地提高，雜質盡可能地減少，但是歸根結底，他們並沒有真正製備出一種純潔無瑕、毫無雜質的胰島素來。

這當然是時代的偏限，我們的英雄們沒有現代製藥工業的各種神兵利器，用粗糙的瓶瓶罐罐，簡單的幾步切割、溶解、加熱、沉澱這些大廚的功夫，就能從牛內臟裡提純出可以直接注射到患者身體裡還不引起嚴重副作用的藥物，已經著實難為他們了。

但是這也意味著，想要把這些聽起來非常粗糙的操作和工藝規範化、擴大化，甚至自動化，將會是非常困難的任務。

　　首當其衝地就是擴大產能的麻煩。我們已經知道，從 1922 年年初開始，新大陸各地的糖尿病患者就開始懷著向麥加朝聖的心情向班廷他們所在的多倫多出發了，為了救治越來越多的患者，班廷他們迫切需要幾倍幾十倍地擴大他們生產出胰島素注射液的能力。

　　要知道，胰島素注射雖然能立竿見影地挽救糖尿病患者於生死之間，但是這種神奇藥物的作用並不是一勞永逸的，在 1920 年代，糖尿病患者每天要接受至少 4 ～ 5 次的胰島素注射才能完全控制症狀，這也意味著，對胰島素的需求將註定成為一個巨大的、長期的、全球性的問題。

　　而實際上，對於蛋白質提純這種技術來說，把實驗室裡精雕細琢出的生產工藝放大到工廠生產的級別，可不僅僅是購買大量的原料和大號尺寸的瓶瓶罐罐可以解決的，大規模生產中，如何保證不同批次動物原料的品質萬一牛們吃了不該吃的飼料呢？如何保證每一步生產工藝的一致性——把成噸的牛胰臟均勻地絞碎就是個令人頭大的任務！如何精確控制每一步工藝中的溫度、酸鹼度和生化條件？即便是擴大生產的任務交給了克裡普這位傑出的生物化學家，多倫多也要一直等到 1922 年年中才勉強生產出足夠應付當地患者的胰島素溶液。

　　面對不斷攀升的全球性需求，科學家們第一次感到束手無策了。怎麼辦？如果說在胰島素發現前，科學家們面對隨時可能死去的糖尿病患者，更多是感覺到責任感和使命感的話，那麼在此時，明明已經找到救命良方卻無法生產出足夠的胰島素，

科學家們的心情大概可以用負罪感來形容了。

　　充滿挫敗感的科學家們開始尋求幫助，其實工業界的嗅覺遠比科學家們敏銳，早在 1922 年年初，當學術界還對多倫多幾位科學家的成就半信半疑的時候，在瘦體素故事中已經亮相過一次的禮來製藥公司，一家總部位於美國中西部城市印第安納波利斯的製藥企業，已經摩拳擦掌準備在這塊糖尿病藥物的沃土上開掘第一桶金了。喬治‧克洛斯（George Clowes），禮來製藥的研發主管，早在當年 3 月份就已經聯繫過麥克萊德，希望以學術界工業界聯手的方式，展開胰島素溶液的大規模生產，當時清高的麥克萊德拒絕了這一項提議，現在，居高不下的臨床需求讓麥克萊德改變了主意。

禮來公司

　　這家公司創立於 1876 年，總部位於美國印第安那州印弟安納波里斯市，如今在全世界擁有 3 萬多名雇員，年銷售額超過230 億美元。這家公司在 20 世紀初富有遠見地開發和應用了膠囊和糖衣技術，從此走上了商業發展的快車道。這家公司似乎和糖尿病結下了不解之緣，在我們的故事裡，禮來和多倫多大學的科學家合作，生產銷售了世界上第一支商業化的胰島素產品，一舉奠定了自己在醫藥界不可動搖的地位，在故事的後來，禮來還參與開發銷售了世界上第一支利用重組 DNA 技術開發的人類胰島素產品，在糖尿病戰場上，禮來還有其他的努力方向，例如各種小分子藥物和口服胰島素等。

　　1922 年 5 月，就在胰島素的發現正式公諸於世的時候，多倫多大學與禮來公司達成協議，由科學家們幫助禮來公司展開胰島素的規模化生產，到這一年秋天，禮來公司的首席化學家喬治・沃爾頓（George Walden）發現了胰島素溶液酸鹼度的最優範圍，確保了大量胰島素注射液的穩定生產，禮來生產的胰島素開始源源不斷地運往多倫多，讓眼睜睜看著自己的患者因為缺少藥物而死去的班廷欣喜若狂，到這一年年底，禮來的產量達到了驚人的每週 10 萬單位，每一天清晨，滿載著豬和牛胰腺的卡車從芝加哥列隊開進禮來公司的工廠，在那裡被有條不紊地切割、浸泡、蒸餾和提純，變成一瓶瓶比金子還寶貴的

胰島素，現代工業和科學的結合，迅速顯示了無堅不摧的力量。
（圖 4-10）

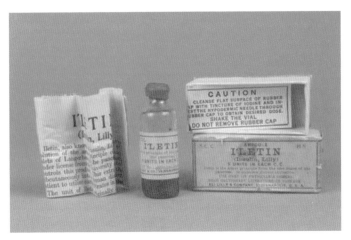

圖 4-10

第一支商業化的牛胰島素注射液，商品名因蘇林／Iletin (Insulin, Lilly)。
1923 年因蘇林的銷售額就超過了一百萬美元，要知道在那個年代，在曼哈頓買一間房子也只需要幾千美元。

　　順便說一句，為了保證胰島素的商業化生產順利，幾位本來對身外之物頗為抗拒的科學家，還是不情不願地為胰島素申請了專利並於 1923 年年初得到批准，隨後幾位科學家就以每人一美元的象徵性價格，將這價值連城的專利轉讓給了多倫多大學，而多倫多大學隨後又以非專屬授權的方式允許禮來公司展開胰島素的大規模生產和銷售，幾位科學家的高風亮節，保證了糖尿病患者不會因為經濟原因不能接受救命的治療，值得我們長久地懷念和讚美。

　　與此同時，非專屬授權的方式也使得禮來以外更多的製藥

公司可以參與到胰島素的生產和銷售，惠澤全世界更多的糖尿病患者。實際上，現今世界最大的胰島素生產和銷售商，丹麥的諾和諾德公司（Novo Nordisk），也是因為這個原因得以在1923年年底就開始在歐洲大陸生產和銷售胰島素。這是後話，這裡暫不多說。

因蘇林的成功自然實至名歸，但是因蘇林的背後，還有兩個重大麻煩沒有解決。

首先是技術問題。儘管引入了高度自動化的生產線，盡可能地保證了因蘇林產品的品質和安全性，但是因蘇林始終是一種動物胰臟（一開始是牛，之後禮來又開發了用豬胰臟的技術）的粗糙提取物，從本質上講，因蘇林就是一種成分複雜而且不明、含有胰島素的水溶液——當然其純度遠比班廷他們一開始的提取物要好得多，這一點就決定了再先進的生產線管理也無法保證每一瓶因蘇林的成分都是完全一致的，保證所含有的雜質成分對人體一定沒有危害。開句玩笑，來自芝加哥的牛胰臟說不定就比來自克里夫蘭的牛胰臟胰島素含量高、雜質水準低——誰知道呢。儘管胰島素藥物的提純工藝一直在不斷進步，但至少一直到1950年代，人們一直都還弄不清救命的胰島素到底是一種什麼樣的蛋白質。

第二則是市場供應問題。我們已經提到，從動物胰臟提純胰島素是一件極其低效的方式，每一瓶胰島素注射液背後都是成噸的動物組織。按照這個比例，即便用上全世界牲畜的胰臟，提純出來的胰島素也沒法滿足全體糖尿病患者的需求。

　　這兩個看起來八竿子打不著的問題，最終用一種聽起來怪怪的方法，殊途同歸地得到解決。胰島素的傳奇還在繼續。

胰島素拼圖

　　故事，要從 1940 年代慢慢說起。

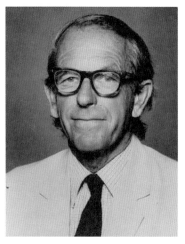

　　1943 年，在劍橋大學工作的年輕人弗雷德里克‧桑格（Frederick Sanger）從博士後導師那裡接收了一個任務：測定一下胰島素的胺基酸組成。（圖 4-11）

圖 4-11

弗雷德里克‧桑格。這個內向文靜的科學家是 20 世紀生物學的巨人，「測序」成為他一生事業的主題，除了測定蛋白質結構獲得 1958 年的諾貝爾獎，他還發明了測定 RNA 和 DNA 序列的方法，並因此在 1980 年第二次獲得諾貝爾獎，1983 年，65 歲的桑格在事業如日中天時突然決定退休，直到他 2013 年去世，桑格淡出人們的視線，享受了 30 年安詳靜謐的退休生活。

　　桑格和他導師的想法很簡單：人們已經知道蛋白質是有機生命的重要元件，而各種蛋白質又是由 20 種胺基酸組成的，那麼一個自然而然的想法是，這 20 種胺基酸像萬花筒般的組合，產生了各種功能和性質各異的蛋白質。因此，有必要找一種蛋白質來，看看它到底是由什麼樣的胺基酸構成的。

而桑格和老師選中牛胰島素的原因僅僅是（感謝禮來與諾和諾德）這種蛋白質可以很容易地從附近的藥店裡買到，又便宜又不會耽誤研究的節奏。

即便是在那個年代，生物化學家們想要瞭解一個蛋白質的胺基酸組成比例，整體而言還是相當容易的。他們可以用各種手段把蛋白質拆分、破碎、分解，最終變成單個胺基酸的模樣，之後就可以很方便地根據不同胺基酸的特性測定出蛋白質中每種胺基酸的相對比例了。順道一提，拆分破碎蛋白質的一大妙方，就是用動物消化道裡的消化酶（還記得我們講過的減肥手術嗎？還記得胰腺的另外一個功能嗎？），因為那些消化酶的主要功能就是將食物中的蛋白質降解成單個胺基酸，方便身體的吸收利用。

也正因為這個原因，如果桑格停留在這一步，歷史上會留下一篇詳盡描述胰島素胺基酸構成的學術論文，和一位默默無聞的化學家。

桑格沒有。桑格希望能夠最終測定胰島素中所有胺基酸的順序，而不僅僅是組成比例。

這個想法的背後邏輯是，當時人們已經知道，蛋白質分子不僅僅是一堆胺基酸分子的混合物，而是由一堆胺基酸分子按照一定排列「串」起來的，但是究竟怎麼樣的排列組合串起了不同的蛋白質，每一種蛋白質的胺基酸排列是否總是一致，不同蛋白質的胺基酸排列到底又有多麼不同，卻沒有現成的答案。桑格認為，如果能真正測定一種蛋白質的胺基酸序列，這些問

題都會迎刃而解。

桑格測定胰島素中胺基酸序列的工作和本文的主旨關係不大，筆者也就不詳細敘述了，但是桑格使用的方法卻精妙至極，讓人忍不住做點回顧。簡單來說，桑格用的是一種類似拼圖的測序方法，每次試驗中，桑格都用不同的方法把胰島素分子隨機切斷成大小不一的幾段，再用一種自己發明的螢光染料，特異地把斷片一端的胺基酸染成黃色並確定其身分。這樣每次隨機打斷和染色的過程中，桑格就可以知曉胰島素中某幾個中斷點處胺基酸的身分，經過上千次這樣隨機的重複，桑格就可以遍歷胰島素任意給定節點的胺基酸。

桑格就是這樣很有耐心地拼起了這塊由 51 個碎片組成之拼圖的完整模樣。

整個拼圖過程，耗費了他整整 12 年的時間。

胰島素──諾貝爾獎的搖籃

整個科學史上，胰島素大概是產生諾貝爾獎最多的科學問題了。我們已經講過的故事裡，班廷和麥克萊德因為提純胰島素獲得了 1923 年的諾貝爾生醫獎。桑格因為解析了胰島素完整的胺基酸序列資訊獲得 1958 年的諾貝爾化學獎。之後呢，英國科學家桃樂西‧霍奇金（Dorothy Hodgkin）因為 X 射線晶體學技術獲得了 1964 年諾貝爾化學獎，而她很快就用這項技術解析了胰島素蛋白的三維晶體結構。1977 年，諾貝爾生醫獎授予了美國科學

家羅莎琳‧耶羅（Rosalyn Yalow），獎勵她所開發的放射免疫分析法。而耶羅的分析方法正是建立在對胰島素的分析基礎上，而和胰島素相關的另一個諾貝爾獎就更有趣了：美國科學家，1934年諾貝爾生醫獎得主喬治‧邁諾特（George Minot）在 1921 年得了糖尿病，幸運的他恰好趕上了班廷他們的偉大發現，否則他肯定活不到 1934 年——也就不可能趕上這個諾貝爾獎了，當然這只是一個八卦而已，不過我們不難想像，胰島素拯救了多少人的生命。

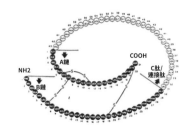

桑格測定的豬胰島素全部胺基酸的排列順序。每個圓球代表一個胺基酸，圓球中的 3 個字母代表的是 20 種胺基酸中的一種。

　　這項工作的科學內涵遠遠超越糖尿病和胰島素的故事，成為現代分子生物學的基石之一。通過桑格的工作，人們意識到每種蛋白質都有獨一無二的胺基酸序列，而正是這獨特的胺基酸排列順序決定了每一種蛋白質特別的功能和特性。也正是桑格的工作，為人們後來理解遺傳的奧祕，即 DNA 上攜帶的遺傳密碼如何決定了蛋白質的構成，奠定了基礎，作為一項劃時代的技術發明，桑格測序法也幫助全世界的生物學家們測定了上千的蛋白質結構，1958 年，桑格獲得諾貝爾化學獎。

　　而對於我們故事的主角胰島素來說，桑格的工作立即提示了一種誘人的可能性：既然知曉了牛胰島素的全部胺基酸序列，

我們是不是可以按圖索驥地人工合成出絕對純淨的胰島素呢？實際上，中國科學家在 20 世紀屈指可數的重大科學貢獻之一，1960 年代合成牛胰島素的壯舉，也是受到桑格工作的激勵和感染。

人工合成牛胰島素

　　1965 年，歷經幾年的集體努力，中國科學家成功地用單個胺基酸為原料，在實驗室中合成出了結構和功能都和天然牛胰島素別無二致的蛋白質，這項工作的科學意義，以及是不是該拿新中國第一個諾貝爾獎，在這裡就不敘述了。筆者要說的是，首先，這項工作毫無異議地證明，人們確實可以在實驗室條件下「生產」出和天然人類胰島素完全等價的蛋白質來。但是這項工作的進展本身也深刻顯示了，試圖用人工方法來比肩億萬年進化造就的生物機器是多麼的無力，在實驗室環境中全人工合成一個蛋白質是一件效率極低的事情，每一次將一個新的胺基酸分子連上去，其產出率都只有千分之幾，這就意味著合成一個僅有 51 個胺基酸的蛋白質，總產出率將會低至一個需要用放大鏡才能看清的數字。即便是在之後的多年裡，人工合成蛋白質的效率有了長足的進步，但是相比生物體產生胰島素的效率仍有天壤之別。因此在實用意義上，靠人工合成的「笨辦法」製造人類胰島素，是條不可能的路，如今常見的人類胰島素藥物產品，走的是一條完全不同的技術路線。

不過在真實的歷史上，人工合成的動物胰島素從未大規模地進入臨床，一方面是因為在 1960—70 年代，人們已經可以利用先進的生物化學方法，從牛胰腺粗提液中提純出成分單一，雜質可以忽略不計的高純度動物胰島素，因此對完全人工合成動物胰島素的需求就沒有那麼迫切了，而另一方面，這也是因為桑格的工作無意間指出了另一條更為光明的道路，最終帶來了人類胰島素的大規模臨床應用。

人類的胰島素？

別急，用人的胰島素，不是說要像活熊取膽那樣把人變成活著的胰島素工廠，更不是要從死人身上竊取胰腺，科學家們沒有那麼冷血。

應該說更重要的是，他們沒有那麼缺乏想像力，科學家從桑格的工作中得到的啟發是，也許可以在工廠裡大規模地生產人類胰島素，進而從根本上取代動物胰島素的使用。讀者們在看到之前故事的時候可能會有一個疑慮：動物的胰島素怎麼可以隨隨便便拿來治療人的糖尿病？動物的胰島素和人類的胰島素難道可以隨意替換嗎？

是也不是。拿牛的胰島素來說吧，它的胺基酸序列和人類胰島素高度相似，僅有不到 10% 的胺基酸不同（51 個胺基酸有 3 個不同）。因此，在臨床上它確實能起到治療人類糖尿病的功效，但是，在人體中牛胰島素確實效用要略差一些，同時，這些許的差別能夠被人體靈敏的免疫系統識別，而引發一定程度的免疫反應，這是牛胰島素難以避免的副作用。（圖 4-12）

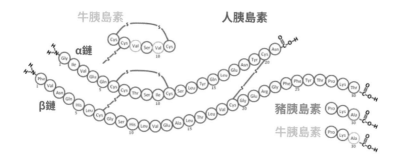

圖 4-12

不同動物的胰島素。在這張圖裡可以看到，每個構成胰島素的胺基酸分子都用一個圓圈（和圓圈內的特定三個字母編碼）表示，我們可以看到，牛胰島素與人類胰島素有三個胺基酸的差別（綠色），而豬胰島素相對地更接近人類，僅有一個胺基酸的差別（紅色）。

　　桑格工作的啟示在於，既然我們可以測定牛胰島素的胺基酸序列，我們自然也可以測定人類胰島素的胺基酸序列，那麼我們是不是就可以完全拋棄不完美的動物胰島素，直接在工廠裡生產人類胰島素蛋白，並用於治療糖尿病了呢？

　　歷史快轉到 1982 年，優泌林（Humulin）（下頁圖 4-13），第一支人類胰島素藥物上市銷售。這支利用重組 DNA 技術製造的革命性藥物，將胰島素的臨床應用推進到前所未有的高度，也標誌著製藥工業一個嶄新歷史階段的到來，優泌林的出現不僅僅意味著動物胰島素產品的巔峰已過，開始慢慢退出市場；同時，它的到來還意味著生物技術產業的誕生，以及醫藥行業的歷史性變革。

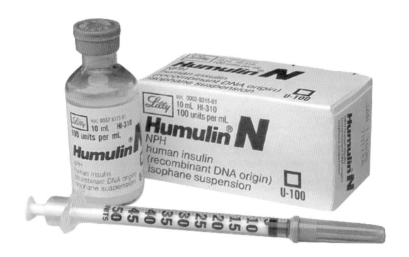

圖 4-13

優泌林，歷史上第一支重組人類胰島素產品，也是世界上第一個由重組
DNA 技術製造的藥物。

　　優泌林是怎麼來的呢？它的到來和桑格的拼圖有關係嗎？

胰島素進化史

　　前面我們已經講到，與牛或豬的胰島素相比，使用人類胰
島素治療糖尿病有諸多顯而易見的好處：完全模擬了患者體內
的天然胰島素；避免了動物胰島素可能的副作用（當然，嚴格
討論起來，動物胰島素的臨床效用和安全性還是非常令人滿意
的，所謂副作用某種程度上是「理論上」的）；生產不需要依
賴動物內臟的供應等等。不管從臨床應用、生產還是商業因素
考慮，人類胰島素都是不折不扣的「終極」胰島素。

　　但是如何生產出「人」的胰島素，特別是大量、品質穩定、安全可靠的人類胰島素呢？畢竟，科學家和醫生們，不可能從活人（或者死人）身上打主意，這樣的想法不僅僅是邪惡，實際上也太沒有創造力了！

　　這時候進入歷史的，是一個在我們的故事中多次出現、似曾相識的情節。又一次意識到人力有限的科學家們，轉而開始尋求大自然的力量。

　　既然不能完全依靠人工去生產胰島素，那我們能不能借用生物體的力量？要知道，人體合成人類胰島素的本事，可是比科學家的試管高出了不知道多少倍。

　　面對可能的商業應用，產業界和資本的嗅覺總是要更靈敏。在瘦體素的故事裡，我們講到過重組 DNA 技術的兩位發明者，赫伯特‧博爾和斯坦利‧科恩。他們兩個的科學合作在 1973 年結出碩果，他們把兩種細菌的 DNA 剪切並連接在一起，人工構造出一種混合了兩種細菌生物學特性的「新」細菌，而到 1976 年 1 月的一天，還在設計著各種好玩的細菌剪切黏合實驗的博爾，在辦公室裡接到了一位陌生人的電話。

　　電話那頭的年輕人自稱羅伯特‧斯旺森（Robert Swanson），鼎鼎大名的矽谷 KPCB 基金的合夥人，斯旺森熱情地提到了科恩和博爾的「重要發現」，並且謙虛地詢問能否約個時間和博爾喝杯咖啡，談談重組 DNA 技術的「可能商業應用」。

原定 15 分鐘的咖啡時間被延長到 3 個小時，而那一天結束的時候，博爾和斯旺森，兩個 30 歲左右的年輕人已經迅速談妥了一個約定：兩人決定分頭辭職，共同創立一家生物技術公司，探索重組 DNA 技術的應用前景。

博爾和斯旺森的命運從此改變，而這家名為基因泰克（Genentech）的公司，也標誌著重組 DNA 這項革命性的技術發明，不再僅僅是科學家手裡的新鮮玩具，它迅速走出實驗室，走向產業化，走進家家戶戶。

基因泰克公司

這家創立於 1976 年，總部位於美國加州南舊金山的公司是醫藥產業乃至全球創新企業的傳奇之一，它的創立完全建立在博爾和科恩的重組 DNA 技術之上，引領了整個生物技術產業的發展。這家公司在過去的數十年，研究開發出數十種利用重組 DNA 技術的重組蛋白和單株抗體類藥物，包括結直腸癌藥物癌思停（Avastin，學名：貝伐珠單抗 / bevacizumab）、乳腺癌藥物賀癌平（Herceptin，學名：曲妥珠單抗 / trastuzumab）、淋巴瘤藥物莫須瘤（Mabthera，學名：利妥昔單抗 / rituximab）等。這家公司在 2009 年被瑞士羅氏公司以 460 億美元收購，成為羅氏的子公司。

這家年輕公司的第一個使命就是利用科恩和博爾的重組

DNA 技術，讓細菌為我們生產人類胰島素！其實有了桑格對胰島素胺基酸序列的測定、有了科恩和博爾的重組 DNA 技術，這項任務實際上沒有看起來那麼艱鉅：人們已經透過桑格和後來者的工作，完全瞭解了人類胰島素完整的胺基酸序列，並順藤摸瓜地確定了人類胰島素基因的 DNA 序列。因此，如果把人類 DNA 序列完整地合成出來，再利用重組 DNA 技術把它放到一個細菌質粒裡面去，這種細菌應該就能源源不斷地合成人類胰島素。

1978 年，開業僅僅兩年後，年輕的基因泰克公司宣布生產出了人源胰島素，其胺基酸序列和生物功能與人類自身合成的胰島素別無二致。世界上第一個重組 DNA 藥物誕生了，1982 年，胰島素領域的領頭羊禮來公司開始以優泌林為商品名銷售基因泰克的革命性產品。

1980 年，基因泰克在萬眾歡呼中在那斯達克上市，作為一家當時仍沒有一分利潤的公司，基因泰克在 IPO 首日結束時的市值就達到 4 億美元，這體現了人們對這家代表著新希望的製藥公司有美好的期待。而在 2009 年，瑞士製藥巨頭羅氏收購基因泰克時，花費達到 460 億美元！基因泰克、博爾和斯旺森，在一個完美無缺的時間節點做出了正確的選擇，因此他們的成功也顯得如此的水到渠成。

而優泌林的上市，也預示著胰島素開始加速進化了，既然我們可以利用重組 DNA 技術，將人類胰島素的 DNA 序列放入細菌，把細菌變成微型胰島素工廠，那麼我們自然也可以在這

個過程中，隨心所欲地改變人類胰島素的 DNA 和蛋白質序列，甚至製造出性能優於天然胰島素的全新蛋白質藥物來。

也許讀者會問，人類胰島素應該是歷經進化，已經是最佳化了吧，有什麼必要在它上面繼續動手動腳呢？這樣會不會弄巧成拙？

問得沒錯。人類天然合成的胰島素，對於人體而言，當然是近乎於完美無缺的存在，畢竟在全球幾十億沒有患糖尿病的人群裡，天然胰島素一週七天、全年無休地精密調控著身體裡的血糖，再談人工修改，確實有點畫蛇添足的意味，但是，對於糖尿病患者而言，通過注射進入體內的人類胰島素可就沒有那麼完美了。

倒不是胰島素本身有什麼不對，實際上重組 DNA 技術確保了糖尿病患者所用的人類胰島素和體內天然合成的胰島素一模一樣，問題是出在對胰島素水準的調節上。大家可能還記得，我們曾經講過在一日三餐之間，血糖水準是起起伏伏、變化不定的，而胰島素在其中起到了關鍵的調節作用，實際上，胰島素水準靈敏地回應了體內血糖水準的變化，而能夠在飯前飯後協助血糖水準的穩定。在這種靈敏響應的背後，是人體胰島貝塔細胞對合成、包裝和分泌胰島素的精密調控。可想而知，通過注射器進入血管的胰島素顯然是沒有能力精確地追蹤和回應血糖水準變化的，因此從某種程度上說，接受胰島素治療的糖尿病患者仍然和健康的人有著明顯的區別，前者仍需要小心翼翼地調節自身的飲食規律和注射胰島素的節奏，以保證血糖水

準能夠處在一個相對合理的範圍內。

比如說，常規使用的動物胰島素在血液中的生命週期差不多都是 4 ～ 6 個小時，這就意味著患者每天需要給自己打上四五針才能維持基礎血糖的穩定，即便是工程改進版的胰島素，患者也需要每天注射兩次，而且這些胰島素對於餐後短時間血糖飆升的情況都無可奈何：常規胰島素的起效較為緩慢，作用週期又往往以小時記，如果注射高劑量的胰島素確保了餐後短時間內血糖的穩定，那麼食物消化後這麼多胰島素很容易引起低血糖的症狀，甚至危及生命。

有了重組 DNA 技術，人們就有資本開始幻想，是否有可能，用這種上帝的能力，為我們製造更多、更新、更好的胰島素？

有沒有可能製造一種作用時間更長的胰島素，使得糖尿病患者們不再需要每天反覆提醒自己注射的時間，可以一針解決一天的問題，甚至可以一針解決幾天、幾週甚至更長時間的血糖問題？有沒有可能製造一種特別短命的胰島素，一經注射馬上起效，起效之後迅速降解，正好用來應對餐後血糖的高峰？有沒有可能製造一種自動的機器能夠模擬貝塔細胞的功能，順應血糖水準的變化，靈敏地調節胰島素的劑量？甚至……有沒有可能製造出一種可以當藥片吃的胰島素，讓糖尿病患者再也不需要面對打針的煩惱？

我們的故事，更多的是希望講述已經發生的歷史，連接科學發現與疾病治療之間的紐帶。因此，筆者不想花太多筆墨介

紹正在我們周圍發生的、激動人心的進步，只想告訴讀者們，這些設想正在緩慢卻又堅定不移地成為現實。

比如說，賽諾菲（Sanofi）公司開發的新型胰島素（商品名是蘭德仕／Lantus，學名是甘精胰島素／insulin glargine），通過對人類胰島素進行基因修飾，極大延長了胰島素的半衰期，使得患者們一天注射一次就可以調節基礎血糖，類似的產品還有諾和諾德公司的諾和密爾（Levemir，學名是地特胰島素／insulin detemir）。在光譜的另一端，賽諾菲、諾和諾德和禮來公司也透過基因工程的方法改造人類胰島素，生產出了能夠在半小時內起效的快速胰島素，與此同時，一種全新的給藥方式——胰島素幫浦也被發明出來。和每日幾次的常規注射不同，胰島素幫浦始終保持和血管的連通，能夠即時測定血糖水準，並根據血糖水準自動調節胰島素的給藥量，從某種意義上，胰島素幫浦至少部分地類比了胰腺貝塔細胞對胰島素分泌的調節作用。

而就在創作這篇故事的時候，作者也可以想像得到，更多、更新、更好的胰島素，正在被全世界各地的科學家和工程師們研究和開發著。通過鼻腔吸入式的胰島素，經過 2006—2007 年的失敗，正準備重頭再來；通過皮膚給藥的胰島素、口服的胰島素……也許就在路上。

如果允許作者做一點點對未來的想像，儘管人類徹底戰勝糖尿病的壯舉還需要我們的耐心，但是更好的胰島素，將毫無疑問地在不久的將來等待著我們。

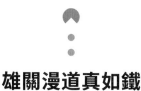

雄關漫道真如鐵

山羊豆和煉金術

看完了胰島素的百年傳奇，大家是不是會有一種印象：胰島素是治療糖尿病關鍵中的關鍵，而只要能發明出更新、更多、更好的胰島素，糖尿病問題就迎刃而解了。

可是也許你會有疑問產生，前面的故事明明講過，糖尿病至少有兩種主要的類型啊？第一型糖尿病是因為缺乏胰島素，那麼補充胰島素天經地義；可是第二型糖尿病主要是因為身體細胞失去了對胰島素的回應，那麼打再多的胰島素進去，會有用嗎？

好問題。實際上，我們關於糖尿病的故事還沒有結束，漫漫雄關，還等著人類英雄們的征服。

在胰島素被首次發現和應用的 1920 年代，人們確實天真地認為，有了胰島素，糖尿病的問題就算還不能根治，但是已經可以完美地控制了。剩下的無非是技術問題，也就是我們剛剛講過的，怎麼把胰島素做得更純、更方便使用、效果更加可控等。

這樣的想法看起來是如此的順理成章。畢竟，每個開始胰島素注射治療的醫生，都親眼目睹了千年醫學史上屈指可數的奇蹟：那些嘴裡冒著酸臭味、骨瘦如柴、奄奄一息地靜待死神敲門的患者，在接受胰島素注射之後幾乎是一瞬間就重新擁有了生命力；而那些接受了胰島素治療、重獲新生的患者們，更成為胰島素的活廣告，在全世界興奮而又充滿感激地描述這種藥物的神奇功效。（圖 4-14）

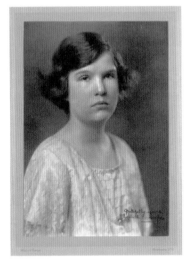

圖 4-14

伊麗莎白·休斯（Elizabeth Hughes），胰島素治療的最早受益者之一，1920 年代胰島素宣傳的海報女孩。休斯出生於 1907 年，於 1919 年被診斷為家族性糖尿病，1922 年在多倫多接受了胰島素注射，擺脫了病魔的困擾，她健康地活到了 73 歲，結婚生子，並以負責建立了美國最高法院歷史研究會而聞名。據推算，在她一生中共接受了大約 42000 次的胰島素注射。

醫學奇蹟讓科學家和醫生們都有意無意地忽略了一個細節：他們接觸和治療的所謂糖尿病患者，雖然都出現了高血糖、多飲多尿、營養不良，甚至酸中毒的症狀，但看起來倒像是差別挺大的兩類人。一類，是非常年輕（大部分都不到 10 歲）的患者，同時看起來有點家族遺傳的性質；而另外一類患者則看起來完全不同，他們大多已經到了中老年，在這些患者裡，有差

不多一半的人在患病前「中年發福」，大腹便便是這一類患者的標記。

本書的讀者們肯定已經明白，他們其實就是完全不同的兩類糖尿病患者。前者患的是第一型糖尿病，一種自身免疫疾病，病因是自身免疫系統殺死了產生胰島素的胰島貝塔細胞，身體失去了合成胰島素的能力；而後者患的是第二型糖尿病，是一種代謝疾病，病因是我們的身體因為某種原因（比如肥胖或缺乏運動），對胰島素失去了響應，而此時身體合成和分泌胰島素的本事，並沒有受到破壞性的干擾。但是當時的科學家和醫生們，在狂喜中忽略了這一點。

有點諷刺意味的是，其實早在西元四、五世紀古代印度的醫生們就已經意識到了這兩種疾病的分野，並且準確地把它們命名為「兒童糖尿病」和「肥胖糖尿病」。但就像古代東方文明的絕大多數天才科學發現一樣，他們的這一創見也被深埋在歷史的煙塵之中，並沒有被現代世界的醫生們所注意。後人們繼承的是偉大古希臘的希波克拉底和古羅馬蓋倫醫生的道統，哪裡會注意神祕印度的所謂「醫學」呢？

更不用說，不少醫生們心裡想的大概是：管他黑貓白貓，不對，管他孩子還是老人呢，反正得了糖尿病，打了（胰島素）針就能好嘛。

但是慢慢地，醫生們發現在臨床治療中也開始出現問題了。胰島素注射對於前面那一類患者（大多數是孩子和年輕人）立竿見影，患者只要保持規律注射，幾乎可以重返正常人的日常

生活方式；而後者卻對胰島素反應缺缺，有時候需要注射大劑量的胰島素才有效果，有一小部分患者則壓根看不到什麼效果。即便是那些有效果的患者，如果一旦開放了吃飯喝酒，血糖水準也非常容易劇烈波動，影響胰島素的藥效。

但是，確實也沒有更好的治療方案了，於是醫生們就這麼將就著、思考著、探索著。

終於到了 1930 年代，英國醫生哈樂德‧西姆沃斯（Harold Percival Himsworth）「重新」在現代醫學的框架下發現了兩種糖尿病的區別。（圖 4-15）

西姆沃斯醫生做了一個簡單的實驗。

他給糖尿病患者喝一杯濃濃的糖水，同時也注射一針胰島素，並在隨後的一個半小時內不時地檢測他們的血糖水準。要知道，一杯糖水下肚，不管是正常人還是糖尿病患者都會出現血糖飆升的情況；而胰島素注射則會及時地幫助降低血糖，這個實驗的意義在於，根據對每個人血糖水準的持續追蹤，西姆沃斯醫生

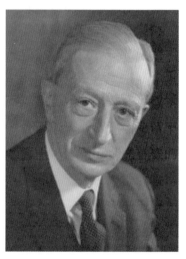

圖 4-15

哈樂德‧西姆沃斯，英國醫生，糖尿病現代分類法的奠基人。他的胰島素敏感度檢測實驗第一次從現代科學角度嚴格地區分了兩類糖尿病：對胰島素仍舊靈敏回應的第一型糖尿病，以及對胰島素不再回應的第二型糖尿病，在1979 年，他的分類方法最終成為國際共識。

可以很清楚地看到身體對胰島素的回應情況：對胰島素敏感的身體，血糖下降得快，反之，則下降得慢。

西姆沃斯在 1936 年的論文中報導，一部分糖尿病患者的胰島素響應和健康的人別無二致，一針下去血糖可以迅速降低；而另一群糖尿病患者對胰島素的反應非常微弱。根據這一個清晰的差異，西姆沃斯指出，確實存在兩類可能從病因到症狀都截然不同的糖尿病，而和古代印度醫生們的分類依據不同，西姆沃斯的分類基於嚴格的實驗證據而非日常觀察，因此為進一步認識兩種疾病，並開發出更好的治療方法提供了出發點。

一個顯而易見的推論是，既然第二型糖尿病人對胰島素不敏感，那麼胰島素注射就不是治療第二型糖尿病最好的方法。反之，如果有辦法能夠提高這些糖尿病患者的胰島素敏感性，就可以釜底抽薪的治療第二型糖尿病。

可到底該怎麼做到這一點呢？老實說，給缺乏胰島素的糖尿病患者注射胰島素，和讓對胰島素不敏感的患者恢復敏感性，這中間難度的差別可不是一般的大。拿前者來說，自從 1889 年馮梅林和閔科夫斯基的工作之後，科學家和醫生們的目標是明確而單一的：找到胰島分泌的那種能夠降低血糖的物質，然後用它來治療糖尿病。我們曾經提到過，甚至在班廷他們真正找到胰島素之前，「胰島素」這個名字已經早早地被起好了。這從側面說明，儘管任務艱鉅，我們至少知道自己要找的是什麼。

而後者就不一樣了。要知道，當時人們對胰島素怎麼實現降低血糖的功能所知甚少，只知道動物注射了胰島素之後，血

糖確實進入了肌肉和脂肪變成了肝糖，肝臟細胞確實也減少了葡萄糖的生產。但是這些細胞怎麼知道胰島素的存在，這種功能又是哪裡出了問題，壓根一丁點線索都沒有，實際上即便到了今天，科學家們還在為「胰島素抵抗」這種現象想出各式各樣的解釋，提出各式各樣的假說呢。

因此，為第二型糖尿病患者對症下藥，找出能夠幫助他們提高胰島素敏感性的藥物，從一開始就是瞎貓抓死耗子，非要類比的話，和古代術士巫師們的煉金術相差無幾。

沒有比二甲雙胍更能深刻地展現藥物開發中的偶然性和「煉金術」特質的藥物了。

直到今天，二甲雙胍都是全世界治療第二型糖尿病的第一首選藥物。它能夠高效抑制肝臟生產葡萄糖，能夠顯著提高身體對胰島素的敏感性，進而有效降低血糖，與此同時，長久以來二甲雙胍還是唯一一種具有明確心血管保護作用的降糖藥——這個紀錄在 2015 年才被打破。全球有超過一億人日常服用這種藥物，而所有試圖開發糖尿病新藥的公司，都需要證明它們的療效「不亞於」二甲雙胍。

但是與此同時，過去一個世紀中二甲雙胍的命運起伏，恰恰成了「煉金術」最貼切的證明。

首先，這種藥物的來歷就非常可疑。在 1920 年代——也就是胰島素被發現的年代，美國牧民發現自家牲口吃了一種新引進的牧草以後，會出現肺水腫、低血壓，甚至麻痺和死亡的

症狀，這種來自歐洲名叫「山羊豆」的牧草，很快被美國大多數的州列為有害植物，防之如大敵；而科學家們在仔細分析這種牧草的化學成分後發現，一種胍類物質（山羊豆鹼）是牲畜死亡的罪魁禍首，而這種物質之所以能毒害牲畜是因為——它能非常劇烈地降低血糖。（圖4-16）

有意思了。本來造福畜牧業的實用研究，居然找出了也許能治療糖尿病的藥物？

於是理所當然的，山羊豆鹼被人們拿來實驗其治療糖尿病的效果（當然是在動物身上），然後理所當然地失敗了：拜託，這東西能毒死山羊難道你們不知道嗎？

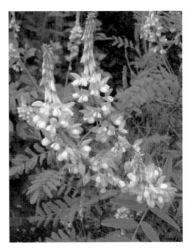

圖 4-16

山 羊 豆（Galega officinalis）。原產中東，後來被引種到歐洲和西亞地區，它早期被當做牧草種植，但很快發現對牲畜有害而被禁止種植，正是從山羊豆中提純出的山羊豆鹼，打開了胍類化合物治療糖尿病的大門。

不過有了具體的化學物質，事情就簡單了，有機化學家們開始輪番上陣，通過微調山羊豆鹼的化學結構，試圖找到一種能保留其藥效，去除其毒性的方法來，這也就是二甲雙胍（metformin）的來歷。換句話說，二甲雙胍就是山羊豆鹼一個脾氣溫和的小弟弟。（下頁圖4-17）

怎麼樣，這來歷是不是挺像煉金術？真讓人懷疑，要是美

國的山羊不喜歡吃山羊豆，那
二甲雙胍的到來是不是要推遲
個幾十年？

然後呢？1922 年胰島素
被用於治療糖尿病，時運不濟
的二甲雙胍於是也就沒有然後
了！在整整 30 年裡，胰島素成
了糖尿病治療的黃金標準，哪
怕是西姆沃斯醫生已經在 1936
年重新發現對胰島素不敏感的

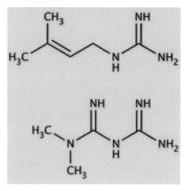

圖 4-17
兩種胍類小分子，山羊豆鹼（上）
和二甲雙胍（下）。

第二型糖尿病，胰島素注射仍舊是醫生的不二選擇，二甲雙胍
的存在完全被遺忘了！直到 1957 年，法國人尚‧斯特恩（Jean
Sterne）才因為一個偶然的機會重新想起了二甲雙胍，這一次，
是因為他看到有一位菲律賓醫生的報導，用二甲雙胍治療流感
時，有不少患者會出現嚴重低血糖，這位菲律賓醫生為什麼會
想到用這種奇怪的方法治療流感已經難以考證，但是斯特恩醫
生的第一反應是：這玩意兒難道真的可以給人治療糖尿病？於
是，二甲雙胍重獲生機，而二甲雙胍正式進入美國這個全球最
大的醫藥市場，已經是 1995 年的事情了，此時距離山羊豆鹼的
發現，已經過去了七十多年！

而最能體現二甲雙胍的煉金術色彩是：直到今天，我們仍
然不完全清楚這種藥物是如何降低血糖的！這個小分子能夠提
高機體對胰島素的敏感度，於是幫助肌肉細胞打開大門吸納更

多的葡萄糖，它也能讓肝生產更少的葡萄糖；它甚至可能通過
什麼未知的途徑來降低血糖，關於這個問題的研究，仍舊是糖
尿病研究的重要話題之一。

是的，人類已經可以發射飛行器訪問 49 億公里之外的冥王
星，看到冥王星送給全人類的心形示意；能在托克馬克裝置裡
創造 1.5 億攝氏的高溫，製造出一顆微型的太陽；也能在一間
大房子裡層層疊疊地堆上超過百萬億個電晶體，在電腦裡類比
出一個國家未來幾天的天氣變化；與此同時，我們對自己手中
的藥片到底如何治病，卻懵懂無知得像個中世紀的煉金術士！

理性製藥的新時代

煉金術當然不會是現代科學和醫學的終點。

再次回顧二甲雙胍的歷史，我們可以看到從有毒牧草到一
線藥物的每一步都有很強的運氣成分，能讓山羊低血糖休克的
山羊豆引出了山羊豆鹼的提純；山羊豆鹼的高毒性引出了各種
類似物包括二甲雙胍的合成；而在被遺忘 30 年後，又是一位菲
律賓醫生的偶然發現讓二甲雙胍重新引起人們的注意，並最終
通過嚴苛的臨床試驗進入糖尿病的一線治療。

直到今天，我們仍然沒有完全理解為何二甲雙胍能夠治療
第二型糖尿病。

這樣的故事固然引人入勝，卻絕不能用來作為藥物開發的
常規路徑。要是山羊沒有亂啃這種青草，要是菲律賓醫生沒有

病急亂投醫地用二甲雙胍治療流感，那麼病魔纏身的患者們還得再等多久？科學家和醫生們也絕不願意放棄理性的驕傲，單純讓運氣指導他們的工作。

在他們的努力下，現代製藥工業開始慢慢擁有更多的「理性」成分。而下面故事的主角，正是這種理性探索的心血結晶。

新故事和二甲雙胍的故事有個相似、充滿偶然性的開頭。

1902 年，兩位互為連襟的英國科學家威廉·貝裡斯（William Maddock Bayliss）和恩斯特·史達林（Ernest Henry Starling）（圖4-18）在研究消化系統功能的時候發現，狗的小腸能夠分泌一種液體並進入血液循環，而這種液體能促進胰腺消化酶的分泌。他們的工作部分解釋了消化系統的工作原理，也就是為什麼幫助消化的胰腺分泌液，會恰好在飯後短時間內就進入小腸發揮功能，更重要的是，他們的觀察提

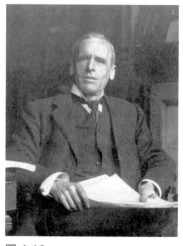

圖 4-18

恩斯特·史達林，英國科學家，激素的發現者和激素一詞的發明人。一個很有趣的小插曲是，史達林和貝裡斯的實驗，最初是試圖證明俄國科學家巴甫洛夫的一個猜想，即胰腺消化液的分泌完全由神經所控制，不過史達林和貝裡斯在實驗中發現，切斷神經並不能阻止胰腺消化液的分泌，沒有就此放棄的他們因此轉向分析，究竟這背後是何種物質或刺激起作用，進而發現小腸產生了激素調節胰腺分泌。

示了生物體內一種全新的調節機制：一個器官（小腸）能夠分泌化學物質，影響相距甚遠的其他器官（胰腺）的功能。兩位科學家為這類物質起名為「激素」（hormone），而 1902 年也標誌著人體內分泌功能研究的起點。

不過至少從這個時候看，我們的故事和糖尿病還沒有一丁點的關係。

第一點聯繫來自於 30 年後的 1932 年。此時人們已經相當清楚胰腺的兩個彼此獨立的功能：腺泡分泌消化酶、胰島分泌胰島素。一個自然而然的想法就是——既然小腸分泌的未知激素能夠促進消化酶的分泌，那麼是不是也能促進胰島素的分泌，甚至降低血糖呢？

受這個想法的鼓舞，比利時科學家尚 · 巴爾（Jean La Barre）重複了貝裡斯和史達林的工作並發現，狗小腸分泌的激素確實具有降低血糖的功能，不僅如此，巴爾還成功地利用生物化學方法把小腸分泌物分成了能促進消化液分泌和能降低血糖的兩個成分。但在之後的幾年，這類被巴爾命名為「腸促胰液素」（incretin）的能降低血糖的物質，卻被同行發現效果很可疑：把腸泌素注射到糖尿病患者體內，根本看不到什麼降低血糖的反應，腸促胰液素的概念，以及它與糖尿病的可能關聯，也因此被人迅速遺忘，而且一忘又是一個 30 年。

在 1960 年代，隨著技術的進步，人們得以直接檢測和定量血液中含量極低的胰島素分子，進而研究胰島素水準的變化規律，例如，就像咱們故事裡講過的那樣，喝一杯糖水後人體

血糖水準上升，同時伴隨著胰島素水準的上升，這時候人們發現了一個非常怪異的現象：如果同樣一杯糖水不是被喝下去的，而是被直接注射到血液裡的，那麼人體胰島素水準上升得就要慢得多、少得多！

這個就太奇怪了。要知道，口服的葡萄糖要經過口腔、食道、胃，直到進入人的小腸才能被吸收和進入血液循環，這個過程中的被動損耗暫且不提，單就時間而言，無論如何都應該比注射葡萄糖進入血管慢得多，那麼按照常理推斷，注射葡萄糖對胰島素的「喚醒」，應該要遠遠高於口服葡萄糖才對啊。

而「不合常理」的觀察結果，往往是美妙發現的前奏。就看當時那位屏住呼吸等待的觀察者，是更願意相信「自古以來」、「理當如此」，還是更相信理性的力量了。

親愛的讀者們，你們是哪種人呢？我相信你們當中的某些人，這時候已經想到了些什麼：口服的葡萄糖能夠更強有力地刺激胰島素的分泌，這說明葡萄糖經過消化道的時候，會因為某種未知的原因刺激胰島素分泌；反過來，繞開消化道直接進入血管的葡萄糖則沒有這個本事。

且慢，這不恰好對上了巴爾醫生 1932 年的觀察和猜測嗎？難道腸促胰液素是真的？小腸真的可以產生某種神奇的激素，刺激胰島分泌胰島素？於是腸促胰液素的概念在 30 年後被如獲至寶地重新撿了回來。和巴爾醫生的時代不同的是，此時的科學家已經有了更好的研究手段，其中之一就是我們剛剛講過的桑格蛋白質測序法，很快地，兩種符合「腸促胰液素」定義

的蛋白質分子被找了出來，它們分別被命名為 GIP（gastric insulinotropic peptide ／胃抑制肽）和 GLP-1（glucagon like peptide-1 ／類升糖素肽 -1）。讀者們盡可以忽略兩個拗口的名稱，我們只需要知道，GIP 和 GLP-1 兩個蛋白質，都是從小腸腸壁細胞分泌並進入血液，都能夠刺激胰島貝塔細胞分泌胰島素就足夠了。這兩種激素接近完美地解釋了口服葡萄糖的古怪後果：葡萄糖進入小腸後能夠刺激這兩類激素的分泌，間接地刺激了胰島素的分泌和血糖的下降。

興奮不已的科學家們第一個想到的就是：能不能用 GIP 和 GLP-1 治療第二型糖尿病？畢竟兩者和胰島素一樣，都是人體天然合成的蛋白質，安全性應該毋庸置疑，同時，對於第二型糖尿病患者而言，如果能夠增強胰島素的分泌，應該能夠喚醒已經對胰島素失去回應的身體細胞，進而起到治療的效果。

不行。注射 GLP-1 的臨床效用雖然不能說完全沒有，但是微乎其微，幾乎沒有什麼臨床意義。

但很快人們找到了原因所在——也正是為什麼巴爾的實驗長久以來無法被重複的原因。GIP ／ GLP-1 在體內存活的時間實在是太短了！它們在體內會迅速地被分解，其半衰期只有驚人的一、兩分鐘，在這麼短的時間內，再神奇的藥也來不及喚醒胰島素、降低血糖啊。

腸促胰液素和用它來治療糖尿病的希望，是不是就此退出歷史舞臺了？

　　沒有。恰恰相反，腸促胰液素能被我們的身體快速降解這一發現，反而為科學家們指引了擺脫煉金術，「理性」開發糖尿病藥物的光明道路。

　　大家不妨暫停閱讀，給自己一點點思維體操的作業。如果你是藥物開發者，該怎麼利用這個乍看令人沮喪的發現，來「理性」開發糖尿病新藥呢？

　　一方面，腸促胰液素確實有很好的促進胰島素分泌、降低血糖的效果；而另一方面，注射腸促胰液素僅有極短的生命期，難以起到治病救人的作用。

　　那麼看起來，是不是至少有兩個辦法能解決問題？一個可能性是有意識地修飾和改變 GLP-1 的結構，讓它變得更「耐用」一點，不太容易被身體降解和排出；另一個可能性則是釜底抽薪，乾脆找到身體裡到底什麼東西負責降解 GLP-1，把它給抑制下來不就行了？

　　從這兩個思路出發，大家也許能開始感受到所謂「理性」製藥的含義。在這裡，我們不再需要依賴意外的觀察和偶然的發現——比如山羊豆能夠毒死牲畜，來提示一種潛在藥物的存在，我們可以根據對生命現象的認知，主動地、有意識地去創造出我們需要的藥物來。

　　先說說前一個思路吧。目標非常明確：我們已經知道腸促胰液素能夠刺激胰腺分泌更多的胰島素，我們需要的就是盡可能延長它在體內的半衰期，使其充分發揮功能，按照傳統「煉

金術」的思路，科學家和藥物開發者大概需要在野外到處觀察奇怪的現象，指望哪一天能從某種神祕動物的體內找到一種「恰好」可以在人體內活得久一點的腸促胰液素吧？事實上人們確實也這麼做了！第一種 GLP-1 類似物藥物（艾塞那肽／exenatide）正是從一種有毒的蜥蜴中發現的蛋白質，人們發現它在人體內的半衰期要比人類 GLP-1 長得多，而功能上又類似人體的 GLP-1，於是就移花接木地拿它來治療第二型糖尿病。

而利拉魯肽（liraglutide）── 全世界第二個上市的 GLP-1 類似物，則更好地說明了「理性」製藥的特點。和艾塞那肽不同，利拉魯肽是人類原生 GLP-1 的衍生物，它不是來自漫無目的的尋找，而是來自實驗室中明確的設計。

它到底是怎麼來的呢？長話短說，利拉魯肽的設計充分利用了科學界對腸促胰液素蛋白的最新研究成果。

人們知道，GLP-1 是一個由 30 個胺基酸組成的蛋白質，它之所以有著短得驚人的半衰期，是因為它在體內很容易被蛋白酶切割，並隨即進入腎臟被排泄。因此，想要延長 GLP-1 的半衰期，關鍵是防止它被蛋白酶切割，與此同時，人們通過對胰島素的多年摸索，已經發現如果在蛋白質分子上連上一段長長的脂肪鏈，就有可能抵抗蛋白酶的進攻，延緩蛋白質被切割降解的速度，事實上一部分長效胰島素就是根據這個思路製造出來的。

結合這兩條，科學家們就可以嘗試對天然 GLP-1 進行改造，特別是在 30 個胺基酸的基礎上增加脂肪鏈，以期製造出能

存活得更久的 GLP-1 類似物了。

就是這樣，2000 年，丹麥諾和諾德公司的科學家們第一次報導了利拉魯肽的合成和基本特性。在之後的十年中，利拉魯肽接受了嚴苛的臨床檢驗，最後於 2009 年和 2010 年在歐洲和美國上市（2011 年在中國大陸上市）。

諾和諾德公司

我們故事裡出現過的製藥公司幾乎都來自美國、瑞士和德國。這並不偶然，這三個國家代表著世界製藥工業界的最高水準，在全球最大的 25 家藥廠中有超過半數來自這三個國家，但是諾和諾德公司是個很獨特的例外——這家成立於 1923 年的公司位於北歐小國丹麥，是這個小國國民的驕傲之一。諾和諾德從建立那天起就和糖尿病有千絲萬縷的關聯。在 1922 年，一對丹麥夫妻到美國訪問期間聽說了班廷他們已經純化出了胰島素，他們迅速前往多倫多，從多倫多大學那裡拿到了生產和銷售胰島素的權利（我們說過，禮來公司和多倫多大學簽訂的是非專屬的協定）。兩人返回丹麥後成立了諾德公司（Nordisk），開始生產銷售胰島素，而諾和公司（Novo）則是他們的雇員辭職後另行創辦的新公司，兩家公司在 1989 年重新合併，這就是今天諾和諾德公司名稱的由來。在糖尿病藥物開發歷史上，諾和諾德公司居功至偉，除了在歐洲大陸率先生產和銷售最早的胰島素產品之外，這家公司還開發了第一個單一成分胰島素、第一個長效的 GLP-1 類似物藥物（利拉魯肽）。

筆者不是臨床醫生，也無意評價任何一個糖尿病藥物的具體臨床表現。筆者想展示給大家的是一個擺脫了「煉金術」色彩的藥物開發故事，在這個故事裡，藥物開發者們在一開始就設定好了清楚的目標，通過理性的實驗設計和臨床驗證，最終推出一種革命性的新藥。

而讀者們不應該忽略的是，許多代科學家們對人體奧祕的探索，一步步奠定了理性製藥的基礎，一百年來，來自實驗室的發現，證明了激素的存在，提示和最終發現了神奇的腸促胰液素，揭示了 GLP-1 促進胰島素分泌的原因，發現了 GLP-1 被迅速降解的祕密……這些人類最聰明頭腦的智慧結晶，最終使得利拉魯肽的到來顯得如此水到渠成。

在試圖改造 GLP-1，讓它變得更耐用、持久的同時，人們還在嘗試另一種「釜底抽薪」的製藥思路。既然 GLP-1 在體內的半衰期極短，很容易被蛋白酶切割和降解，那麼何不找出罪魁禍首是哪種蛋白酶，乾脆將它破壞或者抑制掉？

這個思路說難不難，說簡單卻也沒有那麼簡單。說它不難，是因為早在 1993 年，人們已經知道了 GLP-1 是如何被降解的。德國基爾大學的科學家們發現，GLP-1 能在試管裡被一種名叫二肽基肽酶 -4（dipeptidyl peptidase-4，DPP-4）的蛋白酶切掉一端的兩個胺基酸，進而失去活性，這一發現也很快被動物體內的實驗所證實。因此從理論上來說，只要能找到一個辦法，破壞掉 DPP-4 蛋白酶的活性，就能夠延長 GLP-1 在體內的作用時間，而達到治療第二型糖尿病的目的。

　　事實上，從 DPP-4 對 GLP-1 的切割功能被發現的那一天開始，各路學術界和工業界的神仙就開始了針對 DPP-4 的攻堅戰。

　　而說它不容易，是因為想要定點破壞掉身體中一個蛋白質的活性，並不是一蹴而就的簡單事。這裡面至少隱藏著兩個需要克服的技術問題：第一，你怎麼找到一個破壞其活性的辦法？第二，你怎麼保證這個方法只破壞掉你感興趣的蛋白質，而不會對身體裡其他重要的蛋白質造成威脅？這兩個問題一關係到藥物的藥效，二關係到藥物的副作用，缺一則難成大器。

　　解決前一個藥效問題有幾個「理性」程度不等的思路。比如說，一個辦法是所謂的「高通量篩選」，簡單來說，就是把 DPP-4 蛋白酶放在試管裡，然後把成千上萬，甚至上百萬的各種小分子化合物一個一個丟進去，看看哪一種能有效抑制其活性，找出後修飾一下直接當藥吃。在前面的故事裡講到過的減肥藥奧利司他、降脂藥斯他汀類，其實都是用這樣的暴力方法找出來的。

　　而今天作者要展示給大家的，是相對來說最「理性」的一種辦法，叫作「基於結構的藥物設計」。這個方法的邏輯是這樣的：對於任何一種蛋白質來說，它能起到的催化功能都是和這種酶自身的三維立體結構相對應的。打個比方，一種酶和它的作用基質有點像鑰匙和鎖的關係，酶分子就像一把鎖，只有特定性狀的作用基質（也就是鑰匙）才能插得進去並且轉動鎖發揮功能。（圖 4-19）

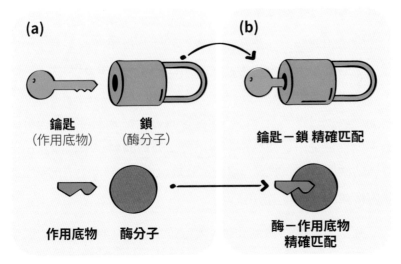

圖 4-19

解釋酶分子功能的「鎖與鑰匙」模型。我們知道，鎖和鑰匙需要配對才能開鎖，相似地，一個酶分子（紅色）和鎖一樣，也具備某種特殊的三維構象，只能特異地識別某種分子（藍色），兩者精確結合才能啟動酶的功能。

因此，按照這個理解，藥物開發就有點像鎖匠的遊戲。如果我們能仔細描畫出 DPP-4 蛋白酶這把鎖的細微結構，就能夠製造出一把堅固無比不會被掰斷的鑰匙來，這樣一來，這把鑰匙就能夠牢牢地占據鎖孔不再離開，其他的鑰匙，包括 GLP-1，也就找不到機會開鎖，或者說被掰斷了，這樣的話，DPP-4 蛋白酶的活性就被抑制，而 GLP-1 的生命週期也就延長了。

2003—2004 年，數篇學術論文集中報導了 DPP-4 蛋白酶的三維晶體結構，讓人們第一次清楚地看到了 DPP-4 這把鎖的細節，人們發現，DPP-4 蛋白相對光滑的表面有一個小小的口袋狀凹陷，這個口袋很深，可以恰到好處地把 GLP-1 的尾巴裝

進去，然後再咔嚓一聲切掉。

有了鎖的圖案，藥物開發者們就開始玩鎖匠的遊戲了：對照口袋的大小、深淺和形狀，把不同的小分子往裡面擺，看哪個更適合當鑰匙。要知道，這一切工作可以在電腦上虛擬完成，因此可以以迅雷不及掩耳的速度嘗試幾十萬、上百萬的小分子圖片，也正是用這個思路，一家美國公司的科學家們設計出了一種結構上全新的糖尿病藥物，並於 2010 年於日本上市，學名是阿格列汀（alogliptin）。

好了，故事就講到這裡。大家可以看到，糖尿病藥物的發展，折射出現代藥物開發的多張面孔。胰島素的發現受到 150 年前胰腺切除導致糖尿病的偶然觀察所啟發，並最終於 20 世紀 20 年代被發現和應用於臨床。其後蛋白質測序以及重組 DNA 技術的興起，又把胰島素的臨床應用推進到新的高度，人們開始有意識地透過重組 DNA 技術改造胰島素，以期實現對血糖的靈活和長期控制。

在明確地區分了第一型和第二型糖尿病之後，人們在胰島素的輝煌中沒有忘記持續尋找適用於第二型糖尿病治療的藥物。二甲雙胍的發現來自於對有毒牧草的偶然研究，從發現到臨床走過了半個多世紀的漫長歲月，而其他種類的糖尿病藥物，特別是我們剛剛講到的利拉魯肽和阿格列汀，其發現建立在人們對腸促胰液素生理功能的長期研究這個基礎上，顯得更加理性、更有目的性，也能夠更快地推進到臨床應用之中。

而這顯然不是一切的結束。儘管有著上百年不懈地研究，

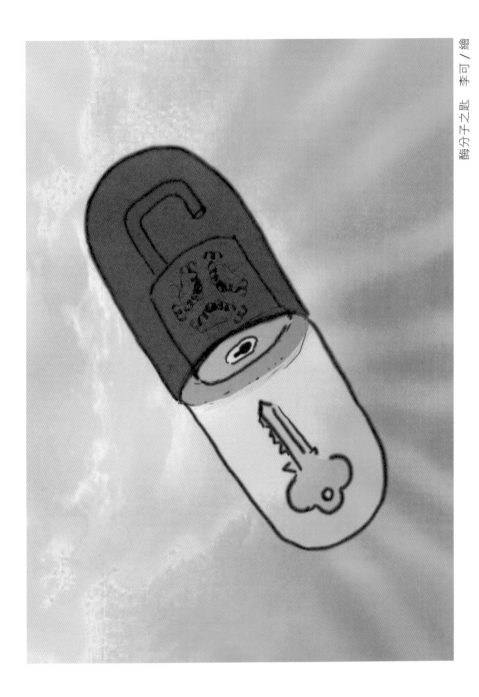

　　藥物開發有點像鎖匠的遊戲。如果我們能仔細描畫出 DPP-4 蛋白酶這把鎖的細微結構，就能夠製造出一把堅固無比不 會被掰斷的鑰匙來，這樣一來，這把鑰匙就能夠牢牢地占據鎖孔 不再離開，其他的鑰匙，包括 GLP-1，也就找不到機會開鎖，或 者說被掰斷了，這樣的話，DPP-4 蛋白酶的活性就被抑制，而 GLP-1 的生命週期也就延長了。

　　有了鎖的圖案，藥物開發者們就開始玩鎖匠的遊戲了：對 照口袋的大小、深淺和形狀，把不同的小分子往裡面擱，看哪個更適合當鑰匙。要知道，這一切工作可以在電腦上虛擬完成，因此可以以迅雷不及掩耳的速度嘗試幾十萬、上百萬的小分子圖片，也正是用這個思路，一家美國公司的科學家們設計出了一種結構上全新的糖尿病藥物，並於 2010 年於日本上市，學名是阿格列汀。

有著種類繁多的藥物選擇，我們還是不得不承認，糖尿病仍然是一種可以控制和管理，但卻無法治癒的慢性疾病。儘管有藥物的幫助，糖尿病患者的生活仍然需要接受嚴格控制，而慢性糖尿病引發的各種併發症（例如我們講到過的糖尿病腎病和糖尿病眼部疾病）至今仍然是我們難以攻克的堡壘。

雄關漫道真如鐵，而今邁步從頭越。然而我們有理由樂觀，因為也就是在此時此刻，同樣有許許多多人類的英雄們在努力工作，他們的目標，也許是一種治療疾病的靈丹妙藥，也許是對一種疾病的更深理解，也有可能是一顆對客觀世界純粹的好奇心，但是他們的工作，將幫助我們走向人類健康的新地平線。

新地平線

我們已經講了很多胰島素的傳奇故事。到今天，胰島素仍然是第一型糖尿病患者和一部分血糖控制效果不好的第二型糖尿病患者的首選。而胰島素注射治療的問題也是顯而易見的，在正常人體內，胰島素的合成和分泌受到血糖水準的調節，因此能夠及時和靈敏地隨著血糖水準起伏，而把血糖控制在合理範圍內。

胰島素藥物的化學結構和降血糖功能雖然和人體胰島素別無二致，但是直接通過注射器進入體內的胰島素卻無論如何不可能感知和回應血糖水準的細微變化，也正因為這個原因，胰島素注射是一件挺有「技術含量」的工作，患者需要相當小心

地監測血糖變化，注意用餐的節奏和食物的構成，並相對應地注射不同的劑量和類型（長效、常規、短效等）的胰島素，如果稍有錯漏，後果也許會相當嚴重。因此一個顯而易見的更優選擇是，在第一型糖尿病的患者體內偷梁換柱，換一個功能完好的胰腺，讓身體器官而不是注射器和針頭，去控制胰島素的水準。

這樣的思路倒並非天方夜譚。實際上早在 1966 年，醫生們就成功實施了第一例異體胰腺移植，將器官捐獻者的胰腺移植到一位 28 歲的女性體內，這位女性患者有嚴重的糖尿病和併發症，但手術後僅僅數小時，她的血糖水準就顯著地下降了。

在此之後，醫生們也逐漸發展了活體胰腺移植的技術：將活體捐獻者的一部分胰腺移植到患者體內，這樣就可以擺脫對去世者器官捐獻的依賴，而在 21 世紀初，醫生們還更進一步地發明了胰島移植的技術，只需要將捐獻者的胰島細胞通過肝門靜脈輸入並定位於肝臟，甚至直接輸入胰腺，就可以部分地恢復胰島素分泌的功能，這樣的手術自然是比移植完整胰腺要簡單得多了。（圖 4-20）

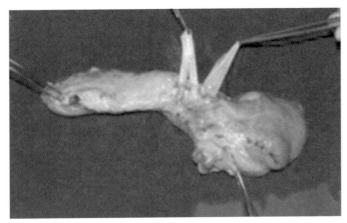

圖 4-20

進行中的胰腺移植。圖中顯示的是從屍體中取出，經過體外血管再造，將要被植入患者體內的完整胰腺，經過幾十年的技術發展，胰腺移植已經是非常成熟的手術操作了，每年有數以千計的患者接受胰腺移植（來自大體捐獻者）或部分胰腺移植（來自活體捐獻者）。

　　這幾類「移植」胰腺的手術在過去的半個世紀，已經成功挽救了上萬名嚴重糖尿病患者的生命，但是胰腺「移植」的努力最終會撞上一面叫作「異體排斥」的牆。簡單來說，我們身體免疫系統的主要功能就是區分「自己」和「異己」，隨後攻擊「異己」以保護自身。

　　因此，移植到體內的（別人的）胰腺也好，胰島也好，馬上會被免疫系統盯上並攻擊，導致器官衰竭和死亡，也因為這個原因，所有接受胰腺和胰島移植的患者都需要終身服用抑制免疫功能的藥物，而免疫功能遭到抑制會讓人暴露在難以計數的病原體威脅之下。從某種意義上，接受器官移植的患者必須生活在某種密閉的玻璃盒子裡，因為外面的世界對他們而言實

在是太危險了。

那有沒有可能不走器官移植的老路，乾脆另起爐灶，人工「製造」出一個胰腺呢？

聽起來很美，難度也是顯而易見的。全人工製造的器官到今天為止還是科幻作品的內容，比如人類製造能部分替代肺功能的呼吸機、能部分實現血液透析功能的人工腎等等，目前的體積和構造都還沒有一點點「人類」的影子，更不要說放到體內治療疾病了。

一個容易一些的思路可能是利用人體細胞重建人體器官，這個方案至少理論上可以借助大自然這個「搬運工」。要知道，我們身體裡的所有器官，當然也包括胰腺在內，都是從一個名叫受精卵的細胞分裂而來的，因此從一個能夠分裂增殖的人體細胞（我們一般叫它「幹細胞」）製造出一個功能完整的胰腺倒不是天方夜譚。

儘管如此，時至今日，雖然在實驗室裡讓幹細胞分裂，產生更多的細胞並非難事，但是人類還沒有能力在實驗室裡製造哪怕是一塊有完整功能的有機組織！這裡面的原因其實也不難理解：人體的組織有著精密的結構，並非是一大堆細胞堆積在一起就能叫作胰腺，別忘了我們講過的胰腺構造，腺泡細胞和胰島細胞功能迥異，但在結構上是包裹在一起的，而胰島內也有包括分泌升糖素的阿爾法細胞和分泌胰島素的貝塔細胞在內的多種細胞，這樣複雜的構造是人體在十月懷胎的發育過程中緩慢形成的，想要在實驗室裡完整地模擬談何容易。

　　為了跨越這個從單個細胞到成形組織之間的天塹，至少可以有兩個不同方向的策略。

　　第一個辦法是放棄幻想，不要奢望能製造出一個和天然胰腺從內到外都不差分毫的胰腺，乾脆想辦法用人體細胞造一個哪怕難看一點，但是足夠好用的人工胰腺來，人們在這方面倒是已經有一些技術的累積了。

　　比如說，讀者們可能聽說過人造耳朵的故事。科學家們可以用某種人工材料造出一個「支架」（可以是鈦合金，也可以是某種容易降解的人工材料），之後將幹細胞「接種」上去，經過一段時間的悉心培育，細胞就能佈滿整個支架表面並形成看起來像耳朵的結構了。當然我們要知道，人造耳朵並不需要什麼複雜的結構和功能，它的發明很大程度上是為了美觀的需要，而人們造胰腺卻是指望它能精準分泌胰島素的！

　　即便如此，在新的地平線上我們還是能看到一些曙光。比如說，美國一家名為 Viacyte 的公司開發了一種人工胰腺，至少能在某種程度上模擬出胰島素分泌的功能來，這家公司的技術原理說來也簡單，他們利用人體的胚胎幹細胞在培養皿裡進行定點培養，讓這種細胞大量分裂並分化，之後將這些細胞裝在一個幾公分長的小盒子裡植入皮下，這麼一個人工「胰腺」就完成了。（下頁圖 4-21）

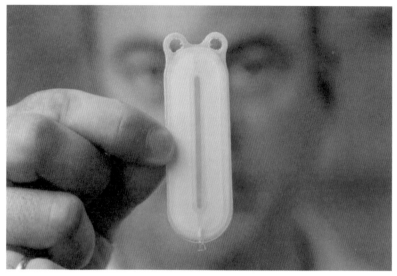

圖 4-21

Viacyte 公司的副總裁麥克・斯科特（Michael Scott）手持人工胰腺的容器，僅有幾公分長。

拜託，這麼個白色的小盒子哪裡像胰腺啊？

確實不像，而且實際上開發者們也沒有打算讓它「像」，他們唯一在乎的就是這種小裝置能否分泌胰島素，這種技術帶來的震撼是顛覆性的，白色的小盒子裡裝載的細胞在植入人體後，能夠在各種體內環境的刺激下最終成為有能力合成和分泌胰島素的貝塔細胞。

更重要的是，這個看起來普通的白色小盒子其實四面都是細密的濾網，具有很好的穿透性，能讓類似氧氣、血糖、蛋白質等進出盒子，因此盒子裡的細胞能像真正的貝塔細胞那樣密切地監測血糖水準並調節胰島素的分泌，而胰島素分子也可以

順利逃出盒子在身體各處發揮作用，怎麼樣，聽起來不錯吧？

別急。肯定有讀者會發現裡面的問題：你剛剛講過「異體排斥」的問題，說「別人」的器官會引發免疫反應甚至導致死亡，可是 Viacyte 這個白色小盒子裡裝的，應該也是別人的細胞吧？是不是也會引起嚴重的免疫反應呢？如果是這樣的話，這種技術也不高明嘛。

沒錯，確實是別人的細胞，Viacyte 用到的胚胎幹細胞目前還只能從「別人」那裡來，但是這個不簡單的白色小盒子還有一個重要的功能，它四面濾網上的濾孔直徑很小，能夠允許幾奈米大的蛋白質分子通過，但是不允許幾微米大的細胞通過，因此人體的免疫系統根本沒有機會進入盒子接觸到裡面來自「別人」的細胞，如此就成功地避免了免疫反應的發生，怎麼樣，聽起來是不是確實很巧妙？

第二個辦法聽起來就更巧妙了，既然異體移植導致的免疫反應總是一個需要面對和解決的問題，那乾脆看看能不能把身體裡的一部分多餘細胞變成胰腺貝塔細胞吧，這樣的細胞是如假包換「自己的」細胞，絕對不需要擔心異體排斥的問題，而這個辦法背後的挑戰也是巨大的。

要知道，人類身體中的各種功能細胞，從負責胰島素分泌的貝塔細胞、看見世界的視網膜細胞，到專門負責長髮飄飄的生髮細胞，雖然都是從一個受精卵分裂而來，攜帶著一模一樣的遺傳信息，但是不管從位置上還是從長相上都差異懸殊，而這種懸殊的差異背後是細胞內成千上萬蛋白質分子的差異化功

能，也意味著在任意兩種細胞類型之間轉換是非常困難的。

不過，隨著人們對細胞分化過程和幹細胞生物學的深入研究，在制造「自己」胰腺的道路上也有了不少發現，咱們長話短說，就講在這個方向上做出了重要貢獻的一個人吧，道格拉斯·密爾頓（Douglas A Melton）。

密爾頓出生於 1953 年，早年專注於發育生物學研究。而當他的一雙兒女被發現患有第一型糖尿病後，他將全部精力投入到第一型糖尿病，特別是如何製造貝塔細胞的研究中。2008 年，他的實驗室發現只需要操縱 3 個基因的表達，就可以在小鼠體內將胰腺腺泡細胞轉化為胰島貝塔細胞，架起了一座連接功能迥異的兩個細胞類型之間的橋樑，也為治療第一型糖尿病提供了全新的思路；而在 2014 年，他的實驗室成功地將人類體細胞「去分化」成為幹細胞，再將它們在體外定向分化成為貝塔細胞，這使得在體外大規模製造貝塔細胞成為可能，又一次開創了一條通往再造新胰腺的道路。

不管是移植一個好胰腺，還是製造一個新胰腺，都有希望成為糖尿病患者的重要治療方案，但是喜歡追根究底的讀者，也許仍然會覺得不滿足。

「我們記得你講過，第一型糖尿病是一種自身免疫疾病，是因為免疫系統殺死了自己的貝塔細胞，第二型糖尿病則是代謝疾病，是身體對胰島素失去回應導致的。可是怎麼感覺你講到的所有方法，不管是胰島素，還是利拉魯肽／阿格列汀這些促進胰島素分泌的藥物，還是移植製造胰腺，都像是治標不治

本、頭痛醫頭腳痛醫腳的辦法？就沒有辦法真的讓免疫系統不再攻擊貝塔細胞嗎？就沒有辦法讓機體恢復對胰島素的回應嗎？」

不得不說，這都是人們孜孜以求，但卻始終沒有完美解答的問題。

先說第一型糖尿病吧。的確，這是一種自身免疫系統功能失調導致的疾病，與之相對應的，人們也發現如果用藥物抑制患者的免疫系統，有時候確實能緩解糖尿病的症狀，因此在理論上，人們也許可以開發出一種特異性的抑制免疫功能，使其不要再攻擊貝塔細胞的藥物，而這種藥物卻不會影響免疫系統的正常活動。

不過，對於身體的免疫系統功能如何失調，又為何會專門挑貝塔細胞痛下殺手，我們的所知仍然甚少，對於大家刨根問底的詢問，我只能遺憾地說「不知道」。

更值得一提的是第二型糖尿病。我們已經知道，第二型糖尿病的發病是因為機體（特別是肌肉、脂肪和肝臟細胞）對胰島素失去回應導致的。在疾病的開端，我們的身體會補償性地分泌更多的胰島素以實現準確的血糖調節；而在緩慢的發病過程中，胰島素無法越來越多地分泌，又或是胰島素回應度的持續下降，最終打破了這個平衡，糖尿病因此產生。

也正因為這個機制，市場上現有的第二型糖尿病藥物多是在促進胰島素分泌或增強胰島素敏感性這兩點上做文章。比如

我們講過的二甲雙胍可以增加胰島素的敏感性，而另一類主流藥物磺醯脲類的主要作用是促進胰島素分泌等等。

但是和第一型糖尿病類似的是，我們的的確確並不完全瞭解為什麼第二型糖尿病患者的身體失去了對胰島素的響應，我們甚至不知道，這些臨床上行之有效的藥物，究竟是怎樣改善症狀的。

也正因為這許許多多個「不知道」，更有針對性的臨床治療和藥物研發可能仍舊處在煉金術時代。

也許，我們仍然需要等待類似於山羊豆能毒死牲畜這樣的偶然提示，才找得到更好的救命藥物。

或者，更有尊嚴地等待，其實是等待來自實驗室的科學發現，等待那些探索未知奧祕的科學家們。在過去的一百多年裡，胰腺的功能、胰島素的發現、蛋白質測序、重組 DNA 技術、蛋白質結構晶體學……正是這些看似和糖尿病完全無關的科學進步，最終將糖尿病關在了籠中，從一種可怕的絕症變成可控的慢性疾病。

我們因此也有理由相信，這些努力最終能解答關於我們身體的層層追問，讓我們有可能用理性的光照亮黑暗中的病魔，將它們趕出我們賴以棲身的家園。

後記

我相信每個人心裡都有屬於自己的英雄故事。從孫悟空和鹹蛋超人，天山劍俠和郭靖黃蓉，到蝙蝠俠和美國隊長，這些超級英雄構成了我們心中理想世界的一部分。而在我心裡，科學家們就是這個真實世界裡的超級英雄。他們手裡沒有金箍棒或者星形盾牌，在人類歷史的絕大多數時候，他們能依靠的只有自己的頭腦和一雙手。他們的敵人不是妖魔鬼怪、外星侵略者或者野心家，而是人類面對未知世界的迷茫和恐懼，是人們腦海裡的「自古以來」和「理當如此」。支持他們前進的，當然也有對這個世界和人類的責任感，但更多的可能還有對一切陌生事物的好奇心，和孩子在沙灘撿到貝殼、獵人在深山看見珍禽異獸的欣喜一般無二。而到最後的最後，這些真實世界的人類英雄所得到的最高獎賞，大約也不是財富權勢或者萬眾歡呼。不管是過去、現在還是未來，總有這麼一群人，來到人類溫暖家園的蠻荒邊界，義無反顧地走進暗夜沉沉的未知疆域。他們的足跡走到哪裡，人類智慧的光就照到哪裡。這點微弱的光，將註定會千年萬年的閃耀下去，像狂濤暴雨裡的小小燈塔，指引著他們的後輩們走向星辰大海。未來那個更大、更溫暖、更光明的人類家園，就是獻給這些人類英雄們的最高獎賞。

因此我的這本小書，有關疾病，有關科學，但更是寫給我

心中真正的人類英雄們。我想寫寫他們的好奇心，他們的靈光一閃，他們的艱苦努力，他們走過的彎路和最終的發現。當你們看完這本書的時候，親愛的讀者們，我也希望這些人類英雄的傳說，帶給你更多生活的勇氣。

謝謝我兩個可愛的女兒，洛薇和洛菲。其實從某種意義上，是妳們的降生讓我有訴說和書寫的願望。這本書的大多數文字都是在妳們甜甜入睡的夜晚完成的。等妳們長大了，希望妳們也願意繼續聽爸爸講科學和科學家的故事。

謝謝我的豆子老婆和親愛的爸爸媽媽。作為我文章的第一批讀者，你們的鼓勵誇獎和挑錯是我最珍視的回饋。

謝謝在朋友圈、微信公眾號（「以負熵為生」、「知識份子」等）和知乎專欄一直給我熱情支持和建議的朋友們。我相信每個作者都有著和我一樣的虛榮心：你們的按讚、轉發和留言讓我感覺站在一個小小舞臺的中央，希望我的表演沒有讓你們失望。

謝謝宋成斌、王華、郝俊和羅嵐的編輯和修改。謝謝七格、湯文昕和李可表妹的天才畫筆。是你們把我一些零零散散的文字變成了一本精緻的書。

謝謝所有讀者，期待未來能繼續寫故事給你們。

作者

2016 年 7 月

圖片來源

圖 1-2

http://www.nature.com/nprot/journal/v7/n4/images/nprot.2012.032-F1.jpg

圖 1-4

http://www.hhmi.org/sites/default/files/News/2009/2869197.jpg

圖 1-5

http://centennial.rucares.org/centennial/assets_public/images/67_photo3.jpg

圖 1-6

http://archive.gramene.org/newsletters/ricegenomenewslet/nl6p4fig1.jpeg

圖 1-7

http ://www.nature.com/nature/journal/v372/n6505/abs/372425a0.html

◉格里高利・孟德爾與湯瑪斯・摩爾根

https://en.wikipedia.org/wiki/Gregor_ Mendel#/media/File:Gregor_Mendel_oval.jpg

（By Iltis, Hugo - [1], CC BY 4.0, https://commons.wikimedia.org/w/index.php?curid=33070385）

https://en.wikipedia.org/wiki/Thomas_Hunt_Morgan#/media/File:Thomas_Hunt_Morgan.jpg

（By Unknown - http://wwwihm. nlm.nih.gov/, Public Domain, https:// commons.wikimedia.org/w/index.php?curid=549067）

圖 2-1

http://www.businessinsider.com/world-health-organization-obesity-maps-2015-1

圖 2-5

http://joe.endocrinology- journals.org/content/223/1/T63.full.pdf

圖 2-6

https://en.wikipedia.org/wiki/Lorcaserin#/media/File:Lorcaserin.svg

（By Radio89- Own work, Public Domain, https://commons.wikimedia.org/w/index.php?curid=21387572）

https://commons.wikimedia.org/w/index.php?curid=41012586

（By Vaccinationist- https://pubchem.ncbi.nlm.nih.gov/compound/11658860, CC BY- SA4.0, https://commons.wikimedia.org/w/index.php?curid=41012586）

圖 2-7

https://en.wikipedia.org/wiki/Orlistat#/media/File:Orlistat_structure.svg

（By Vaccinationist- Own work, Public Domain, https://commons.wikimedia.org/w/index.php?curid=41317563）

圖 2-8

https://www.researchgate.net/profile/Saverio_Cinti/publication/7806496/figure/fig5/AS:277736959561733@1443229059373/Fig-5-Electron-microscopy-of-mouse-brown-adipose-tissue-Note-the-typical-mitochondria.png

圖 2-9

http://img.tfd.com/mk/F/X2604-F-05.png

圖 2-10

http://www.nejm.org/na101/home/literatum/publisher/mms/journals/content/nejm/2009/nejm_2009.360.issue-15/nemoa0808718/production/images/medium/nejmoa0808718_f1.gif

◉美國肥胖分布地圖（2006 年）（左）與美國貧富分布地圖（2006）（右）

http://asn-cdn-remembers.s3.amazonaws.com/ee4ef03791da54eb-190be9c88676f0b3.jpg

◉赫伯特・博爾（左）與斯坦利・科恩（右）

http ://lemelson.mit.edu/sites/default/files/files/images/winner/BoyerandCohen2.png

◉屠呦呦與張昌紹

http://www.360doc.com/content/15/1008/11/14512225_504124437.shtml

http://image.sciencenet.cn/home/1035406667hx8h6j7a6xj6.jpg

◉中藥生麻黃（左）和麻黃城的化學結構（右）

http://cdn.zhongyibaike.com/image/%E9%BA%BB/post-%E9%BA%BB%E9%B-B%84/%E7%94%9F%E9%BA%BB%E9%BB%84.jpg

https://upload.wikimedia.org/wikipedia/commons/thumb/9/91/(-)-Ephedrin.svg/201px-(-)-Ephedrin.svg.png

◉營養物質的吸收利用

http://www.ad man i.com/Swine/Images/Nutrient%20Utilization/Fig%204%20Nutri%20Util.gif

---

圖 3-1

http://sphweb.bumc.bu.edu/otlt/MPH-Modules/PH/PH709_Heart/Athero-sclerosis- VesselHistology2. jpg.png

圖 3-2

https://upload.wikimedia.org/wikipedia/commons/8/8d/Hyperlipidaemia_-_lipid_in_EDTA_ tube.jpg

圖 3-3

https://en.wikipedia.org/wiki/Cholesterol#/media/File:Cholesterol. svg

（By BorisTM-own work (ISIS/ Draw 2.5--> MS Paint-->Infan View), Public Do-main, ）https://commons.wikimedia.org/w/index.php?curid=645994

圖 3-4

https://en.wikipedia.org/wiki/Matthias_Jakob_Schleiden#/media/File:PSM_V22_D156_Matthias_ Jacob_Schleiden.jpg

（By Unknown - Popular Science Monthly Volume 22, Public Domain, https://commons.wikimedia.org/w/ index.php?curid=11322826 ）

https://en.wikipedia.org/wiki/ Theodor_Schwann#/media/File:Theodor_

Schwann_Litho.jpg

（ By Rudolph Hoffmann - Eigene sFotoeinerOriginallithographie der ÖNB (Wien), Public Domain, https:// commons.wikimedia.org/w/index. php?curid=16647844 ）

图 3-5

https://en.wikipedia.org/wiki/Lipid_bilayer#/media/File:Annular_Gap_Junction_Vesicle.jpg

（ By Sandraamurray- Own work, Public Domain, https://commons.wikimedia. org/w/index.php?curid=5514703 ）

图 3-6

https://en.wikipedia.org/wiki/Konrad_Emil_Bloch#/media/File:Konrad_ Bloch. JPG

（ By Peter Geymayer- Own work (Original text: EigenesFoto), Public Domain, https://commons.wikimedia.org/w/index.php?curid=9565023 ）

图 3-7

http ://www.pnas.org/content/110/37/14829/F2.expansion.html

图 3-8

http://www.hindawi.com/journals/crit/2011/154908.fig.003.jpg

图 3-10

https://en.wikipedia.org/wiki/Akira_ Endo_(biochemist)#/media/File:Jp_endo. jpg

图 3-11

http://www.nature.com/nm/journal/v14/n10/images/nm1008-1050-F1.jpg

图 3-12

http://patentimages.storage.googleapis.com/EP0625208B1/ 00040001.png

图 3-13

http://www.nature.com/polopoly_ fs/7.9893.1365506130!/image/ Hobbs-and-Cohen.jpg_gen/derivatives/landscape_630/Hobbs-and-Cohen.jpg

圖 3-14

http://nfs.unipv.it/nfs/minf/dispense/ immunology/lectures/files/images/ intact_antibody.jpg

● 亞歷山大‧弗萊明

https://en.wikipedia.org/wiki/Alexander_Fleming#/media/File:Synthetic_Production_of_Penicillin_TR1468.jpg

（By Official photographer - http://media.iwm.org.uk/iwm/mediaLib//32/ media-32192/large.jpgThisis photograph TR 1468 from the collections of the Imperial War Museums., Public Domain, https:// commons.wikimedia.org/w/ index. php?curid=24436974）

● 甘迺迪總統為科爾西授獎

https://en.wikipedia.org/wiki/Frances_ Oldham_Kelsey#/media/File:Frances_ Oldham_Kelsey_and_John_F._Kennedy.jpg

（By Unknown - http://ihm.nlm.nih.gov/images/A18057http://lhncbc. nlm. nih.gov/apdb/phsHistory/resources/safe_klsy.html,Public Domain, https:// commons.wikimedia.org/w/index.php?curid=6424741）

圖 4-1

http://www.idf.org/sites/default/files/number%20of%20cases%20IDF%20region.JPG

圖 4-2

https://en.wikipedia.org/wiki/Glucose#/media/File:Alpha-D-Glucopyranose. svg

（By NEUROtiker - Own work, Public Domain, https://commons.wikimedia. org/w/index.php?curid=1787650）

圖 4-3

http://www.salk.edu/insidesalk/images/0312/0312-diabetes-cell3.jpg

圖 4-5

https://upload.wikimedia.org/wikipedia/commons/e/e4/PEbers_c41- bc.jpg

圖 4-6

https://mum6kids.files.wordpress.com/2011/06/skinny_diabetes.png

圖 4-7

http://pic.baike.soso.com/p/20140320/bki- 20140320145910-366166 588.jpg

圖 4-8

http://livinghistory.med.utoronto.ca/sites/default/files/laboratory.jpg

圖 4-9

https://upload.wikimedia.org/wiki-pedia/commons/thumb/8/84/Queen_
Mum_Flame_July_7_1989.jpg/380px-Queen_Mum_Flame_ July_7_1989.jpg

圖 4-10

http://americanhistory.si.edu/sites/default/files/blog_files/a/6a00e-
553a80e108834019b006f886c970c-800wi.jpg

圖 4-11

http://vignette1.wikia.nocookie.net/wikinote/images/9/95/486p x-Frederick_
Sanger2.jpg/revision/latest?cb= 201401 25055941&path- prefix=zh

圖 4-12

http://www.diapedia.org/img_cache/markdown_lightbox_4a6c4020f69d
03a72e5e3372aa3507a656822f9e-e7bfa.png

圖 4-13

http://www.biology.iupui.edu/biocourses/Biol540/images/3humulin.jpg

圖 4-14

http://www.breakthroughthebook.com/blog/wp-content/uploads/2010/08/
Elizabeth_young.jpg

圖 4-15

http://lowres-picturecabinet.com.s3-eu-west-1.amazonaws.com/38/
main/40/54746.jpg

圖 4-16

https://en.wikipedia.org/wiki/Metformin#/media/File:Galega_ officinali-
s1UME.jpg

（By Epibase- Own work, CC BY 3.0, https://commons.wikimedia.org/w/index. php?curid=5396096）

圖 4-17

https://michaelhparker.files.wordpress.com/2014/02/galegine-metformin. png?w=300

圖 4-18

https://upload.wikimedia.org/wiki pedia/commons/e/ef/Ernest_ Starling.jpg

圖 4-20

https://upload.wikimedia.org/wikipedia/commons/thumb/1/11/Pankrea stransplantat_ex-situ_Pr%C3%A4paration_mit_Rekonstruktion_der_Arterien_ und_Verl%C3%A4ngerung_der_Pfortader.tif/lossy-page1-230px- Pankreas- transplantat_ex- situ_Pr%C3%A4paration_mit_Rekonstruktion_der_ Art erien_ und_Verl%C3%A4ngerung_ der_ Pfortader.tif.jpg

圖 4-21

http://viacyte.com/wp-content/uploads/in-the-news-vp-holding-encaptra-de- vice.jpg

◉奧斯卡‧閔科夫斯基

https://en.wikipedia.org/wiki/Oskar_Minkowski#/media/File:Minkowski. JPG

（By Anonymous- Fischer I: Biographi-schesLexikon der hervorr agenden- Arz- te der letztenfun fzigJahre. T. 1. Monachium-Berlin: Urban & Schwarzenberg, 1933., Public Domain, https:// commons. wikimedia.org/w/index.php?curid= 4730645）

◉胰島素的四位發現者

https://bantinghousenhsc.files.wordpress.com/2015/12/poster.png?w=547

◉桑格測定的豬胰島素全部氨基酸的排列順序

http://diabetesmanager.pbworks.com/f/figure1a%20%26%20b.gif

參考文獻

第一章

[1] INGALLS A M, DICKIE M M,SNELL G D. Obese, a new mutation in the house mouse[J].Journal of Heredity, 1950, 41(12):317- 318.

[2] HUMMEL K P, DICKIE M M,COLEMAN D L. Diabetes, a new mutaton in the mouse[J]. Science, 1966, 153(3740):1127- 1128.

[3] COLEMAN D L, HUMMEL K P. Effects of parabiosis of normal with genetically diabetic mice[J]. American Journal of Physiology, 1969, 217(5):1298-1304.

[4] COLEMAN D L . Effects of parabiosis of obese with diabetes and normal mice[J].Diabetologia, 1973, 9(4):294- 298.

[5] BAHARY N, LEIBEL R L, JOSEPH L, et al. Molecular mapping of the mouse db mutation[J]. Proceedings of the National Academy of Sciences of the United States of America, 1990, 87(21):8642- 8646.

[6] BAHARY N, ZORICH G , PACHTER JE , et al. Molecular genetic linkage maps of mouse chromosomes 4 and 6[J]. Genomics, 1991, 11(1):33- 47.

[7] FRIEDMAN J M, LEIBEL R L, SIEGEL D S, et al. Molecular mapping of the mouse ob mutation[J]. Genomics, 1991, 11(4):1054- 1062.

[8] ZHANG Y, et al. Positional cloning of the mouse obese gene and its human homologue[J]. Nature, 1994, 372(6505):425- 432.

[9] TARTAGLIA L A, et al. Identification and expression cloning of a leptin receptor, O B- R[J]. Cell, 1 9 9 5 , 83(7):1263- 1271.

[10] FRIEDMAN J M, HALAAS J L. Leptin and the regulation of body weight in mammals[J]. Nature, 1998, 395(6704):763-770.

[11] COLEMAN D L. A historical perspective on leptin[J]. Nature, 2010, Medicine 16(10):1097- 1099.

[12] LOFFREDO FRANCESCO S, et al. Growth differentiation factor 11 is a circulating factor that reverses age- related cardiac hypertrophy[J]. Cell, 2013,153(4):828- 839.

[13] FRIEDMAN J. 20 YEARS OF LEPTIN: Leptin at 20: an overview[J]. Journal of Endocrinology, 2014, 223(1):T1-T8.

[14] KATSIMPARDI L, et al. Vascular and neurogenic rejuvenation of the aging mouse brain by young systemic factors[J]. Science, 2014, 344(6184):630- 634.

[15] LAVIANO A. Young blood[J]. New England Journal of Medicine, 2014, 371(6):573- 575.

[16] KAISER J. 'Rejuvenating' protein doubted[J]. Science, 2015, 348(6237):849- 849.

第二章

[17] COHEN S N, CHANG A C Y,BOYER H W, et al. Construction of biologically functional bacterial plasmids in vitro[J]. Proceedings of the National Academy of Sciences of the United States of America, 1973, 70(11):3240- 3244.

[18] HOGAN S, et al. Studies on the antiobesity activity of tetrahydrolipstatin, a potent and selective inhibitor of pancreatic lipase[J]. International Journal of Obesity, 1987, 11(Suppl 3):35- 42.

[19] WEINTRAUB M. Long- term weight control study: conclusions[J]. Clinical Pharmacology & Therapeutics, 1992, 51(5):642- 646.

[20] BRAY G A. Amphetamine: the janus of treatment for obesity[J]. Obesity Research, 1994, 2(3):282-285.

[21] CAMPFIELD L A, SMITH F J, GUISEZ Y, et al. Recombinant mouse OB protein: evidence for a peripheral signal linking adiposity and central neural networks[J]. Science, 1995, 269(5223):546- 549.

[22] HALAAS J L, et al. Weight-reducing effects of the plasma protein encoded by the obese gene[J]. Science, 1995, 269(5223):543- 546.

[23] PELLEYMOUNTER M A ,et al. Effects of the obese gene product on body weight regulation in ob/ob mice[J]. Science, 1995, 269(5223):540- 543.

[24] STEPHENS T W, et al. The role of neuropeptide Y in the antiobesity action of the obese gene product[J]. Nature, 1995, 377(6549):530- 532.

[25] MONTAGUE C T, et al. Congenital leptin deficiency is associated with severe early- onset obesity in humans[J]. Nature, 1997, 387(6636):903- 908.

[26] FAROOQI I S, et al. Beneficial effects of leptin on obesity, T cell hyporesponsiveness, and neuroendocrine/metabolic dysfunction of human congenital leptin deficiency[J]. The Journal of Clinical Investigation, 2002 , 110(8):1093- 1103.

[27] ORAL E A, et al. Leptin- replacement therapy for lipodystrophy [J]. New England Journal of Medicine, 2002, 346(8):570- 578.

[28] VAN MARKEN LICHTENBELT W D, et al. Cold- activated brown adipose tissue in healthy men[J]. New England Journal of Medicine, 2009, 360(15):1500- 1508.

[29] HILL J O, WYATT H R, PETERS J C. Energy balance and obesity[J]. Circulation, 2012, 126(1):126- 132.

[30] COHEN S N. DNA cloning: a personal view after 40 years[J]. Proceedings of the National Academy of Sciences, 2013, 110(39):15521- 15529.

[31] OGDEN C L, CARROLL M D, KIT B K, et al. Prevalence of childhood and adult obesity in the united states, 2011- 2012[J]. JAMA, 2014, 311(8):806- 814.

[32] BURKE L K, HEISLER L K. 5-hydroxytryptamine medications for the treatment of obesity[J]. Journal of Neuroendocrinology, 2015, 27(6):389- 398.

[33] CYPESS AARON M, et al. Activation of human brown adipose tissue by a β3-adrenergic receptor agonist[J]. Cell Metabolism, 2015, 21(1):33- 38.

[34] KAHAN S, ZVENYACH T.
Obesity as a disease : current policies and implications for the future[J]. Current Obesity Reports, 2016, 5(2):291- 297.

第三章

[35] BLOCH K. The biological synthesis of cholesterol[J]. Science, 1965, 150(3692):19-28.

[36] BROWN M S, DANA S E, GOLDSTEIN J L. Regulation of 3- hydroxy- 3-methylglutaryl coenzyme A reductase activity in human fibroblasts by lipopro-teins[J]. Proceedings of the National Academy of Sciences, 1973, 70(7):2162-2166.

[37] GOLDSTEIN J L, BROWN M S. Familial hypercholesterolemia: identification of a defect in the regulation of 3- hydroxy- 3- methylglutaryl coenzyme A re-ductase activity associated with overproduction of cholesterol[J]. Proceedings of the National Academy of Sciences, 1973, 70(10):2804- 2808.

[38] BROWN M S, GOLDSTEIN J L. Familial hypercholesterolemia: Defective binding of lipoproteins to cultured fibroblasts associated with impaired regu-lation of 3- hydroxy- 3 – methylglutaryl coenzyme a reductase activity[J]. Pro-ceedings of the National Academy of Sciences, 1974, 71(3):788- 792.

[39] ENDO A, KURODA M, TANZAWA K. Competitive inhibition of 3- hydroxy-3- methylglut aryl coenzyme a reductase by ML- 236A and ML- 236B fungal metabolites, having hypocholesterolemic activity[J]. FEBS Letters, 1976, 72(2):323- 326.

[40] ENDO A, KURODA M, TSUJITA Y. ML- 236A, ML- 236B, and ML- 236C, new inhibitors of cholesterogenesis produced by Penicillium citrinium[J]. J Antibiot (Tokyo), 1976, 29(12):1346- 1348.

[41] GOLDSTEIN L J, BROWN S M. The low- density lipoprotein pathway and its relation to atherosclerosis[J]. Annual Review of Biochemistry, 1977, 46(1):897-930.

[42] BROWN M S, FAUST J R, GOLDSTEIN J L, et al. Induction of 3- hydroxy- 3-met hylglutaryl coenzyme A reductase activity in human fibroblasts incubated with compactin (ML- 236B), a competitive inhibitor of the reductase[J]. Jour-nal of Biological Chemistry, 1978, 253(4):1121- 1128.

[43] HOBBS H H, RUSSELL D W,BROWN M S, et al. The LDL receptor locus in familial hypercholesterolemia: mutational analysis of a membrane protein [J]. Annual Review of Genetics, 1990, 24(1):133- 170.

[44] ABIFADEL M, et al. Mutations in PCSK9 cause autosomal dominant hypercholesterolemia[J]. Nature Genetics, 2003, 34(2):154- 156.

[45] MAXWELL K N, BRESLOW J L. Adenoviral- mediated expression of Pcsk9 in mice results in a low- density lipoprotein receptor knockout phenotype[J]. Proceedings of the National Academy of Sciences of the United States of America, 2004, 101(18):7100- 7105.

[46] COHEN J, et al. Low LDL cholesterol in individuals of African descent resulting from frequent nonsense mutations in PCSK9[J]. Nature Genetics, 2005, 37(2):161-165.

[47] FOX K A, STEG P, EAGLE K A, et al. Decline in rates of death and heart failure in acute coronary syndromes, 1999- 2006[J]. JAMA, 2007, 297(17):1892-1900.

[48] STOSSEL T P. The Discovery of Statins[J]. Cell, 2008, 134(6):903-905.

[49] SCHEKMAN R. Discovery of the cellular and molecular basis of cholesterol control[J]. Proceedings of the National Academy of Sciences, 2013, 110(37):14833- 14836.

[50] AJUFO E, RADER D J. Recent advances in the pharmacological management of hypercholesterolaemia[J]. The Lancet Diabetes & Endocrinology, 2016, 4(5):436-446.

第四章

[51] OPIE E L. Pathological changes affecting the islands of Langerhans of the pancreas[J]. Journal of the Boston Society of Medical Sciences, 1900, 4(10):251- 260.

[52] SANGER F, TUPPY H. The amino- acid sequence in the phenylalanyl chain

of insulin. 1. The identification of lower peptides from partial hydrolysates[J]. Biochemical Journal, 1951, 49(4):463- 481.

[53] SANGER F, TUPPY H. The amino-acid sequence in the phenylalanyl chain of insulin. 2. The investigation of peptides from enzymic hydrolysates[J]. Biochemical Journal, 1951, 49(4):481- 490.

[54] SANGER F, THOMPSON E O P. The amino-acid sequence in the glycyl chain of insulin. 1. The identification of lower peptides from partial hydrolysates[J]. Biochemical Journal, 1953, 53(3):353- 366.

[55] SANGER F, THOMPSON E O P. The amino-acid sequence in the glycyl chain of insulin. 2. The investigation of peptides from enzymic hydrolysates[J]. Biochemical Journal, 1953, 53(3):366- 374.

[56] ROSENFELD L. Insulin: discovery and controversy[J]. Clinical Chemistry, 2002, 48(12):2 270-2288.

[57] KATHRYN M K, GREG R. A history of diabetes: from antiquity to discovering insulin[J]. British Journal of Nursing, 2003, 12 (18):1091- 1095.

[58] BLISS M. Resurrections in Toronto: the emergence of insulin[J]. Hormone Research in Paediatrics, 2005, 64(suppl 2)(Suppl. 2):98- 102.

[59] FENG J, et al. Discovery of alogliptin: a potent, selective, bioavailable, and efficacious inhibitor of dipeptidyl peptidase IV[J]. Journal of Medicinal Chemistry, 2007, 50(10):2297- 2300.

[60] HIMSWORTH H P. Diabetes mellitus: its differentiation into insulin sensitive and insulin- insensitive types[J]. Diabetic Medicine, 2011, 28(12): 1440-1444.

[61] KARAMITSOS D T. The story of insulin discovery[J]. Diabetes Research and Clinical Practice, 2011, 93:S2- S8.

[62] ROTH J, et al. Insulin's discovery: new insights on its ninetieth birthday[J]. Diabetes/Metabolism Research and Reviews, 2012, 28(4): 293- 304.

[63] HIMSWORTH H P. Diabetes Mellitus: its differentiation into insulin sensitive and insulin- insensitive types[J]. International Journal of Epidemiology,

2013, 42(6):1594-1598.

[64] TUOMI T, et al. The many faces of diabetes: a disease with increasing heterogeneity[J]. The Lancet, 2014, 383(9922):1084-1094.

[65] ZIMMET P Z, MAGLIANO D J, HERMAN W H, et al. Diabetes: a 21st century challenge[J]. The Lancet Diabetes & Endocrinology, 2014, 2(1):56- 64.

[66] AGULNICK A D, et al. Insulin- producing endocrine cells differentiated in vitro from human embryonic stem cells function in macro encapsulation devices in vivo[J]. Stem Cells Translational Medicine, 2015, 4(10):1214- 1222.

[67] KARA MANOUM, PROTO- GEROU A, TSOUCALAS G, et al. Milestones in the history of diabetes mellitus: the main contributors[J]. World Journal of Diabetes, 2016, 7(1):1- 7.

帶著生物學到食堂

招待吃貨們的科學餐
──關於糖、脂肪、代謝疾病的流言與傳奇

© 王立銘 2016

本書中文簡體版原書名：《吃貨的生物學修養：脂肪、糖和代謝病的科學傳奇》中文繁體版通過成都天鳶文化傳播有限公司代理，由清華大學出版社有限公司授予大雁文化事業股份有限公司 大寫出版事業部獨家出版發行，非經書面同意，不得以任何形式複製轉載。

ALL RIGHTS RESERVED

大寫出版〈知道的書 Catch-ON!〉　書系號 HC0086

著　　者	王立銘
行銷企畫	郭其彬、王綬晨、邱紹溢、陳雅雯、張瓊瑜、王涵、汪佳穎
特約編輯	鄧心彤
美術設計	馮羽涵
大寫出版	鄭俊平、沈依靜、李明瑾
發 行 人	蘇拾平
發　　行	大雁文化事業股份有限公司

地址：台北市復興北路 333 號 11 樓之 4
電話：（02）27182001　傳真：（02）27181258
地址：台北市復興北路 333 號 11 樓之 4
讀者服務信箱 E-mail: andbooks@andbooks.com.tw
大雁出版基地官網：www.andbooks.com.tw

初版一刷　2018 年 05 月
定　　價　380 元
I S B N　978-957-9689-02-1

國家圖書館出版品預行編目 (CIP) 資料

帶著生物學到食堂
招待吃貨們的科學餐──關於糖、脂肪、代謝疾病的流
言與傳奇／王立銘著
初版｜臺北市：大寫出版：大雁文化發行，2018.05｜
面；16*22 公分（知道的書 Catch On；HC0086）
ISBN 978-957-9689-02-1（平裝）

1. 新陳代謝疾病　2. 保健常識　3. 健康飲食

415.59　　　　　　　　　　　107004970